Sigrid Sailer

Mit Bach-Blüten beschwingt und frohgestimmt

Sigrid Sailer

Mit Bach-Blüten beschwingt und frohgestimmt

WiSa

Bibliografische Information der Deutschen Nationalbibliothek
Die Deutsche Nationalbibliothek verzeichnet diese Publikation in der Deutschen Nationalbibliografie; detaillierte bibliografische Daten sind im Internet über http://dnb.d-nb.de abrufbar.

Bibliographic information published by the Deutsche Nationalbibliothek
Die Deutsche Nationalbibliothek lists this publication in the Deutsche Nationalbibliografie; detailed bibliographic data are available in the Internet at http://dnb.d-nb.de.

Coverabbildung: Gefleckte Gauklerblume. Foto: Hedwig Storch, lizenziert unter CC-by-SA-3.0.

ISBN: 978-3-95538-014-4

Stuttgart 2014

Meiner Mutter gewidmet

Es war ein besonderer Tag, an dem ich zufällig ein Buch von Dr. Edward Bach in die Hand bekommen habe.

Meine Dankbarkeit gilt zuallererst ihm.

Nicht zuletzt danke ich aber allen Menschen, die sich dieser Hilfe anvertraut haben und mir somit eine Möglichkeit gegeben haben, die praktische Wirkung der Heilmittel zu erkennen.

Das erscheint mir noch immer beinahe wie ein Wunder.

Inhaltsverzeichnis der Blüten

nach Schienen geordnet

Inhaltsverzeichnis der Blüten

alphabetisch geordnet

Dr. Edward Bach (1886-1936)

Vertrauensvoll suchen wir in der Natur alles, was wir brauchen, um am Leben zu bleiben - Luft, Licht, Speise und Trank. Es ist unwahrscheinlich, dass in diesem großen System, das uns mit allem versorgt, die Heilung unserer Krankheiten und unseres Leids vergessen worden ist.

Im alltäglichen Leben besitzt jeder von uns seinen eigenen Charakter. Dieser setzt sich aus unseren Vorlieben, Abneigungen, Vorstellungen, Gedanken, Wünschen, Zielen, der Art und Weise, wie wir andere behandeln usw., zusammen.

aus: Wallingfort Lecture
(Ein öffentlicher Vortrag zu Bachs 50. Geburtstag am 24. September 1936)
(Quellennachweis 1)

Heilende Kräuter sind alle jene, deren innere Kraft uns dabei hilft, unserer Persönlichkeit gemäß zu leben.

aus: Befreie Dich selbst (1932)
(Quellennachweis 1)

Die Heilmittel: 38 Bach-Blüten

Dr. Edward Bach hat mit diesen 38 Heilmitteln ein vollständiges System hinterlassen[1].

Bach-Blüten werden auch als „Archetypen" bezeichnet.

Die Definition „emotioneller Archetyp" und die damit beschriebenen Verhaltensweisen sowie die eventuell auftretenden Probleme gelten für jedes Lebewesen, das zu Emotionen fähig ist. Somit sind auch Kinder und Tiere, sogar einige Pflanzen damit gemeint.

Eine gesonderte Beschreibung der Bach-Blüten speziell für Kinder und Tiere erübrigt sich. Die Archetypen sind immer dieselben. Das Leiden an negativen Gefühlen ist individuell und kann daher nicht auf eine Kategorie oder eine Gruppe gezielt angewendet werden.

Lebewesen, die nicht oder nur beschränkt verbal berichten können, wie sie sich fühlen und was ihre Probleme sind, werden beobachtet, und die Auswahl

---

1 Bewiesen durch die Entdeckung der Hautzonen von Dietmar Krämer. (Quellennachweis 3)

der Blüten erfolgt unter der Voraussetzung einer guten Kenntnis der einzelnen Blütenmittel.

Ein Beispiel:

Lesen Sie die Beschreibung von Holly:

Bei Kindern ist das Alter ausschlaggebend: Ein Kleinkind wird sein Problem „Eifersucht" wahrscheinlich sehr deutlich und unumwunden zeigen. Es schreit, weint, geht vielleicht zu tätlichen Angriffen über, zerstört Spielzeug.

Größere Kinder brauchen Holly, sollten sie plötzlich streit- und rachsüchtig, angriffslustig, sehr aufbrausend sein. Treten auch sogenannte „Rückfälle" im Verhalten ein – sie wollen zum Beispiel wieder gefüttert werden – oder benehmen sie sich aufdringlich oder rechthaberisch, dann denken Sie auch an die Hilfe zusätzlicher Blüten (Cerato, Heather, Vine).

Sollte ein Haustier plötzlich aggressiv werden, ist es notwendig, herauszukriegen, wann dieses ungewohnte Verhalten begonnen hat (ein neuer Mitbewohner?), wann und wie es sich offenbart.

Beißt das Tier plötzlich auch das sonst geliebte „Herrchen oder Frauchen", könnte es sich um Holly handeln. Vielleicht hat es einen großen Schrecken hinter sich? Also geht es um Rock Rose oder Cherry Plum. Will es damit nur die Aufmerksamkeit auf sich ziehen, denken Sie an Heather und Chicory. Erlebt das Tier eine Zeit unter starken Stresssituationen, müsste auch

Elm in die Mischung. Beißt das Tier, weil es ins Freie will, und es wird dies nicht sofort in die Tat umgesetzt, wäre Impatiens zuständig, und Mimulus (normalerweise nicht aggressiv) wäre angezeigt, sollte es sich um eine reine Angstreaktion handeln.

Körperliche Symptome sind nicht zur Auswahl heranzuziehen, dafür ist der Kinderarzt oder der Veterinär zuständig.

Wirkung der Bach-Blüten

Was steckt hinter Angst, Unsicherheit, Verzweiflung, Zorn oder Apathie?

Ein Mensch, der sein emotionelles Gleichgewicht verloren hat.

Die in den einzelnen Blütenmitteln enthaltenen feinstofflichen Schwingungen helfen, aufgetretene negative Gefühlszustände wieder auszugleichen. Man findet ein emotionales Gleichgewicht, auch wenn sich die von außen bedingten Ursachen nicht ändern, man stimmt sich auf die Lage ein.

Diese Ausgeglichenheit ist subjektiv, jeder Mensch findet seine eigene Balance, wobei jedoch eine temperamentsbedingte Bereitschaft zu bestimmten emotionellen Reaktionen beibehalten wird.

Haben Sie Tage, an denen Sie den Kopf hängen lassen, mit dem linken Fuß aufgestanden, schief gewickelt und schlecht aufgelegt sind?

Es ist Ihnen etwas über die Leber gelaufen oder im Hals stecken geblieben, Sie haben etwas in sich hineingefressen und nun liegt es Ihnen schwer im Magen?

Sie fühlen sich als Opferlamm, Prügelknabe, Zugochse, es überkommt Sie ein richtiger Putzfimmel, Sie wissen nicht, wo Ihnen der Kopf steht, am liebsten würden Sie alle fünfe gerade sein lassen, den anderen etwas pfeifen.

Oder Sie möchten für jemandem die Sterne vom Himmel holen, Sie haben kein Sitzfleisch, es platzt Ihnen bald der Kragen, gerne würden Sie einmal reinen Tisch machen, ihre Karten aufdecken und Sie haben genug, an der Nase herumgeführt zu werden.

Aber Ihnen sind die Hände gebunden, die Angst sitzt Ihnen im Nacken und Sie murmeln nur irgendwas in den Bart.

Der alltägliche Trott wächst Ihnen über den Kopf, Sorgen und Zweifel suchen Sie heim, am liebsten würden Sie aus der Haut fahren und manchmal laufen Ihnen die Augen über?

Negative emotionelle Zustände haben einen Grund, und den herauszufinden, sich darüber klar zu werden, hilft schon, damit umgehen zu können, damit fertig zu werden.

Die folgenden Beschreibungen der einzelnen Bach-Blüten stellen dar, wie der einzelne emotionelle Archetyp zu verstehen ist, was man sich von den Heilmitteln erwarten kann, und - vor allem - was man damit schwerlich erreichen wird.

Hinweise

Mit einer einzelnen Blüte behandelt man den entsprechenden Zustand, man erreicht das Ziel, wenn damit der Grund des negativen Zustandes erfasst wird. Manchmal braucht man mehrere Blüten. Die Zusammenstellung der Mischungen richtet sich nach dem momentanen Bedarf, wobei jedoch dringend auf die „Schienenlehre" von Dietmar Krämer hingewiesen wird[2].

Die Informationen in diesem Buch dienen dazu, negative Gemütsverfassungen zu erkennen, mit Bach-Blüten auszugleichen und ihnen vorzubeugen.

Bach-Blüten ersetzen keine anderen Heilverfahren. Schon laufende und somit vorgeschriebene Behandlungen dürfen niemals unterbrochen, abgesetzt oder verändert werden, wenn nicht vom betreffenden Experten (z. B. Psychiater, Arzt) so angeordnet.

Bach-Blüten sind keine Arzneimittel. Es gibt keine Kontraindikationen, man kann jede Form von Therapien

---

2 (Quellennachweis 2)

(Allopathie, Homöopathie, Kräuterheilkunde, energetische Eingriffe, Massagen, Diäten, Psychotherapien) mit Bach-Blüten begleiten und unterstützen.

Sie wirken auf der emotionalen Ebene. Bei akuten, das heißt kurzfristigen, Beschwerden wählt man eine oder mehrere den negativen Gemütszustand betreffende Blüte(n) und nimmt ein paar Tropfen davon in einer Wassermischung ein, bis sich der Zustand gebessert hat. Das dauert bei akuten Problemen höchstens einige Tage.

Sollte es sich um negative Gemütszustände handeln, die schon längere Zeit andauern oder sich oft wiederholen, ist die Selbstbehandlung schwieriger; wenden Sie sich an einen Experten, der mit Fachkenntnissen (hier die Technik nach Dietmar Krämer) eine langsame Aufarbeitung anstreben wird.

Dieser Vorgang setzt eine Besprechung voraus und wird durch gezielte, persönlich abgestimmte Mischungen bearbeitet.

Die Dauer der Verwendung von Bach-Blüten ist rein persönlich abgestimmt und ist alleinige Entscheidung des Klienten.

In diesem Buch werden die 38 Blütenbilder nach ihrer Position innerhalb der „Schienen“nach Dietmar Krämer beschrieben.

Eine genaue Beschreibung der „Schienen“ und des Vorgehens finden Sie in den Büchern von Dietmar Krämer. (Quellennachweis 2)

Diese Anordnung hilft beim Lernen und Erkennen der einzelnen Blütenbilder.

Einige Blüten (Star of Bethlehem, Gorse, Walnut, Elm, Aspen), die bei Krämer als „äußere Blüten“ bezeichnet werden, sind am Ende des Buches aufgeführt. Ganz am Ende steht Larch, was nicht heißt, dass gerade diese Blüte nicht sehr wichtig wäre.

Im Gegenteil: Als „Basis-Blüte“ nimmt sie einen ganz besonderen Platz ein!

Last, but not least …

Die „Schienen" nach Dietmar Krämer

(Quellennachweis 2)

Mögliche Entwicklung negativer Emotionen		
von	über	bis zu
CENTAURY zu wenig oder keine Abgrenzung	HOLLY aggressive Abgrenzung	PINE Schuldgefühle
MIMULUS Angst	HEATHER Suche nach Halt	MUSTARD Leere
CERATO fehlendes Vertrauen zu eigenen Entscheidungen	VINE Fehlen von Rücksicht auf die Entscheidung anderer	WILD OAT Frage nach dem Sinn, Orientierungsverlust
GENTIAN Zweifel und Schwarzseherei	WILLOW Verbitterung, fühlt sich als Opfer	WILD ROSE Apathie
IMPATIENS Ungeduld, Geschwindigkeit	OLIVE Erschöpfung	OAK Zwang weiterzumachen
SCLERANTHUS hin- und hergerissen, kann nicht verzichten	ROCK WATER Wunschunter-drückung	CRAB APPLE Abscheu sich selbst gegenüber, Sauberkeits- und Ordnungszwang
CHICORY Einmischung, Machtansprüche, Handel mit Gefühlen	RED CHESTNUT Sorge um Andere	HONEYSUCKLE wehmütige Rückschau

Mögliche Entwicklung negativer Emotionen		
von	über	bis zu
CLEMATIS phantasievolle Zukunftsmusik	IMPATIENS Ungeduld, Geschwindigkeit *(da in die Gegenwart gerufen)*	MUSTARD Leere
VERVAIN Enthusiasmus, Weltverbesserer	HORNBEAM vorwiegend mentale Erschöpfung	WHITE CHESTNUT Gedankenflucht
AGRIMONY Versteckt sich, verbirgt innere Unruhe	VERVAIN Enthusiasmus, Weltverbesserer *(Flucht „nach vorne")*	SWEET CHESTNUT tiefe Verzweiflung
ROCK ROSE schreckhaft	AGRIMONY Versteckt sich, verbirgt innere Unruhe *(Schutzmaßnahme)*	CHERRY PLUM Angst vor eigenen „Ausbrüchen"
WATER VIOLET Distanz, Stolz, Unnahbarkeit	CHESTNUT BUD immer wiederkehrende Fehler, Anspruch auf persönliche Freiheit	BEECH Kritik, enge Toleranzgrenze

Die 38 Bach-Blütenbilder

CENTAURY

Tausendgüldenkraut

Centaurium umbellatum

Kind, quiet, gentle people who are over-anxious to serve others. They overtax their strength in their endeavours. Their wish so grows upon them that they become more servants than willing helpers. Their good nature leads them to do more than their own share of work, and in so doing they may neglect their own particular mission in life.

Freundliche, sanfte und ruhige Menschen, die überbesorgt sind, anderen zu helfen. Sie überschätzen ihre Kräfte bei diesen Anstrengungen. Ihr Wunsch (für andere etwas zu tun) wird so mächtig, dass sie mehr zu Dienern als zu bereitwilligen Helfern werden. Ihre Gutmütigkeit bringt sie dazu, mehr zu tun, als sie müssten, und damit vernachlässigen sie möglicherweise ihre eigene Lebensaufgabe.

Schon von klein auf müssen wir besonders zwei Dinge lernen: nachgeben und eigene Wünsche geltend machen.

Nachgeben bedeutet hier, den Ansprüchen und Forderungen der anderen möglichst zu entsprechen, was mit dem Begriff „folgen lernen“ klar ausgedrückt ist. Wenn ich nicht lerne, folgsam zu sein oder es zu werden, kann ich nicht nur die Liebe, Zuneigung, Achtung der Mitmenschen verlieren, sondern mich sogar einer Bestrafung aussetzen. „Sich durchsetzen“ hat unmittelbar etwas damit zu tun. Werden die Anforderungen zu zahlreich oder wenn diese ganz gegen meine eigenen Wünsche gehen, dann gebe ich bekannt, dass eine – das heißt meine – Grenze erreicht ist.

Centaury, von besonders feinfühliger Natur und einem Hang zu Altruismus, braucht vor allem Harmonie im Umgang mit den Mitmenschen und ist gerne bereit, auf eigene Bedürfnisse zu verzichten, sollten diese der Eintracht im Wege stehen.

Dieses „für die anderen da sein“ wird von diesen Menschen keineswegs als Opfer angesehen, im Gegenteil, wenn sie etwas für einen anderen tun können, sind sie so zufrieden, dass es keines weiteren Dankes bedarf.

Gibt man nun immer nach, stellt eigene Anliegen immer weiter zurück und verzichtet schließlich komplett darauf, wird Selbstlosigkeit zur Selbstverleugnung, Edelmut zu Aufopferung.

Ein solches Verhalten wird im negativen Centaury-Zustand oft zur zweiten Natur und vom Betroffenen nicht mehr bewusst erlebt. Es ist zu einer Gewohnheit geworden, zu einer unreflektierten Zwangshandlung. Von „Freude am Dienen" ist keine Rede mehr.

Zweifellos ist ein solcher Mitmensch sehr bequem für die Umgebung, und man benutzt ihn einfach. Er wird ausgenützt. Und er glaubt noch immer, dass er damit etwas Gutes tut. Entpuppt sich zum Wohltäter-Automaten, ein leichtes Opfer, nicht nur von Nahestehenden oder Arbeitskollegen, oft sogar von der gesamten Gesellschaft, deren Sozialgefüge häufig von Hilfsbereitschaft und Barmherzigkeit abhängt. Auch Religionsgemeinschaften, bei denen das Credo auf Entsagung ausgerichtet ist (anschließende Belohnung bzw. Bestrafung inbegriffen), schlagen beständig diese Taste an.

Das Heilmittel CENTAURY

Es hilft, sich wieder des eigenen Rechts auf Wünsche und Bedürfnisse bewusst zu werden und diese bekannt zu geben. Das wird im Falle von Centaury weniger als Durchsetzung eigener Ansprüche vorsichgehen, sondern vorwiegend als die Fähigkeit, den Bedürfnissen der anderen nicht mehr zwangsläufig zu entsprechen, einfach auch einmal – und ganz ruhig – „Nein“ sagen zu können, ohne sich mit Ausflüchten rechtfertigen zu müssen. „Ich kann dir leider jetzt nicht helfen“. Und zwar, weil man einfach nicht will.

Früher oder später wird allerdings eine klare Aussprache stattfinden, zur Überraschung der Nutznießer des früheren negativen Zustandes. Sollten sich diese nicht darauf einstellen können oder, was meistens vorkommt, nicht wollen, wird Centaury zwar seine guten Taten weiterhin vollbringen, oft aber das Weite suchen, wo er wieder sehr zufrieden und mit Freude dienen kann.

Man kann sich leicht vorstellen, dass ein solch neues Verhalten bei den gewohnheitsmäßigen Nutznießern und Ausbeutern zumindest Befremdung hervorruft, wenn nicht gar Aggressionen.

Centaury braucht bei diesem „Heilungsprozess“ oft Hilfe von anderen Bach-Blüten.

Im Alltag

Sie sind immer bereit, für Andere da zu sein. Das tun Sie gerne. Seit einiger Zeit haben Sie aber den unangenehmen Eindruck, dass sie „zu nett“ sind, und es macht Ihnen eigentlich keine richtige Freude mehr.

Greifen Sie zu einigen Tropfen Centaury.

Fühlen Sie sich sehr wohl mit Menschen, die Ihnen stets zur Verfügung stehen, und finden Sie, dass das eine wunderbare Eigenschaft ist? Verwechseln Sie es jedenfalls nicht mit Untertänigkeit, denn irgendwann wird Centaury aus seiner althergebrachten Knechtschaft entfliehen, und Sie haben das Nachsehen.

HOLLY

Stechpalme

Ilex aquifolium

For those who are sometimes attacked by thoughts of such kind as jealousy, revenge, suspicion. For different forms of vexation. Within themselves they may suffer much, often when there is no real cause for their unhappiness.

Für jene, die manchmal von Gedanken wie Eifersucht, Neid, Rache und Misstrauen befallen werden. Für verschiedene Arten von Ärger. Innerlich können sie sehr leiden, und das besonders, wenn kein wirklicher Grund für ihr Unglücklichsein vorliegt.

„Fressen oder gefressen werden", wer kennt nicht diesen Satz, ist nicht damit vertraut!

Ein Naturgesetz. Wachsen, sich entwickeln, weiterkommen hängt von der Bereitschaft ab, ob man sich auf einen oder mehrere Kämpfe einlassen will bzw. kann.

Holly lässt sich darauf ein. Mit ziemlicher Unerschrockenheit und Hang zur Aggression wird Holly seine Position nicht nur verteidigen, sondern wird auch versuchen, den Anderen aus dem Feld zu schlagen.

Auch wenn es nur um Meinungen geht. Das geht unmittelbar und blitzschnell vor sich.

„Ein Choleriker!“, stellt man fest, wenn ein Mensch sofort reagiert, unverblümt und auch lautstark seine Meinung sagt und ohne Zögern zum Gegenangriff übergeht.

Allerdings kann oder darf man nicht immer so reagieren. Das Hindernis ist entweder ein Zustand der Schwäche, sei es körperlich, sei es gesellschaftlich bedingt, oder es ist ratsamer, sich manchmal zu bremsen; und zwar dann, wenn mit einem Wutanfall nur Nachteile für einen selbst hervorgerufen werden. Holly hält sich also zurück. Leider ist damit nichts erledigt, denn Nicht-Reagieren bedeutet für ihn, dass er es hinunterschlucken muss, genauer gesagt, er würgt es hinunter, seine instinktive Lust und Freude am offenen Kampf, das Spiel mit offenen Karten.

Nach und nach verfällt Holly in einen negativen Gemütszustand, der ihm ziemlich zu schaffen macht: Es stellt sich zuerst eine Art von Missbehagen ein, man ist einfach schlecht aufgelegt, mürrisch, unterschwelliger Zorn macht innerlich nervös, man beginnt, überall einen Angriff zu vermuten, verschanzt sich hinter Unfreundlichkeiten, brütet über Vergeltungsmaßnahmen (und zwar sogar gegenüber nicht erwiesenen Tatsachen), man beginnt nach Niederträchtigkeiten der anderen förmlich zu suchen. Der Schritt zu Eifersucht und

Neid (von Dr. Edward Bach im Text angegeben) ist klein, wie man leicht verstehen wird.

Das Temperament dieser Personen findet aber keinen Platz auf der Dulderebene. Da man nicht mehr imstande ist, zwischen echten und vermuteten Angriffen zu unterscheiden, geht man - sicher ist sicher - sofort zum Angriff über. Verbal, möglicherweise auch tätlich, was nicht heißt, dass man den anderen erschlägt, aber man tut etwas. Zumindest wird der Zornerregende oder jemand anderer, der gerade greifbar ist, angebrüllt; Türengeknalle oder zerschlagenes Porzellan sind auch en vogue.

Diese Reaktionen entstehen meistens an der falschen Stelle, jedenfalls zum falschen Zeitpunkt. Holly verletzt eigentlich sich selbst und wird immer wütender. Besonders auf sich selbst.

Das Heilmittel HOLLY

Es hilft einem Menschen von cholerischem Temperament, sich etwas zu beruhigen und, bevor des Zornes Sturm losbricht, wenigstens bis drei zu zählen. Dann wird er aber seine Meinung ungeschminkt darlegen und an der richtigen Stelle. Er weicht keinen Fingerbreit von seinen Rechten. Das Gute daran ist, dass man weiß, wie man dran ist, und dass man sich darauf einstellen kann. Seine Kämpfe, auch Angriffe, sind von Regeln des „Fair Play“ gekennzeichnet, er trägt nicht nach, er hat die Sache ausgetragen und damit erledigt.

Im Alltag

Haben Sie Tage, an denen Sie übertrieben reizbar sind, auch jede summende Fliege bringt Sie zur Weißglut, und Mitmenschen, die etwas von Ihnen wollen, werden kurz und bündig abgefertigt?

Oder solche, wo Sie mit schwer verhohlenem Ingrimm feststellen, dass die anderen Sie nur kontaktieren, wenn „die gerade etwas brauchen“?

Dann greifen Sie zu einem Glas Wasser mit ein paar Tropfen Holly.

Möchten Sie lieber mit Leuten zu tun haben, die, egal was auch geschieht, immer die Ruhe bewahren, stets freundlich, liebenswürdig und höflich bleiben?

Gehen sie Holly eher aus dem Weg.

PINE

Gemeine Kiefer

Pinus sylvestris

For those who blame themselves. Even when successful they think they could have done better, and are never content with their efforts or the results. They are hard-working and suffer much from the faults they attach to themselves. Sometimes if there is any mistake it is due to another, but they will claim responsibility even for that.

Für solche, die sich selbst tadeln. Wenn sie Erfolg haben, meinen sie, sie hätten es noch besser machen können und sind nie mit ihren Anstrengungen und den Ergebnissen zufrieden. Sie arbeiten hart und leiden sehr unter Fehlern, die sie sich selbst zuschreiben. Wenn manchmal ein Fehler einem anderen zuzuschreiben ist, wollen sie sogar die Verantwortung auch dafür übernehmen.

Wenn man es genau nimmt, hat das Wort „Schuld" zwei Bedeutungen: Schuld, weil man irgendwelchen Regeln, Vorschriften nicht gehorcht, sie nicht befolgt (hat), Schuld, weil man jemandem, der sich, nennen wir es einmal „großzügig" gezeigt hat, jetzt etwas schuldig ist, ihn möglichst abgelten soll. Die Schuld also abtragen.

Die jedem bekannten Schuldgefühle, die darauf beruhen, dass man irgendetwas falsch gemacht, nicht getan oder einem anderen Schaden, Leid zugefügt hat, sind als „normal" anzusehen und nicht aus unserem Gemütsleben wegzudenken.

Bei Pine bemerkt man eine starke Tendenz, sich Autoritäten zu unterwerfen und den vorherrschenden Wunsch, es möglichst allen recht zu tun. Pine will als absolut korrekt und untadelig erscheinen. Dies ist eine vorwiegend an sich selbst gerichtete Anforderung und erst in zweiter Linie abhängig von der Meinung der Mitmenschen. Um diese geht es Pine nicht so besonders, er will nur mit sich selbst im Reinen sein. Pine fühlt sich ständig irgendwie schuldig, es meldet sich unverzüglich das schlechte Gewissen.

Beim negativen Pine-Zustand nimmt das gewöhnlich ein paradoxes Bild an:

Es scheint, als würde der Mensch direkt angelockt von Situationen, die ihn in eine Lage bringen, in der er schon von vornherein weiß, dass er seinem Anspruch auf Schuldlosigkeit nicht gerecht werden kann. Und dann wird er wieder zum „Sünder". Das Gefühl von Unzulänglichkeit nimmt nach und nach Überhand, und schließlich stellt sich die Überzeugung ein, dass man ununterbrochen straffällig wird.

Dieses Gefühl der „Missetat" herrscht vorwiegend im Inneren des Menschen und wird zumeist peinlichst der Außenwelt verheimlicht. Man will eine „weiße Weste" haben, behalten. Und folglich kann diese Schuld auch nicht von außen verziehen, geschweige denn mit der Hilfe anderer getilgt werden.

Wie tilgt man nun eine Schuld? Man „zahlt", büßt, man sühnt, man bittet ab, man entschuldigt sich.

Damit wäre man wieder frei von Schuld. Das passiert im beschriebenen negativen Pine-Zustand nicht. Obwohl Pine dazu übergeht, sich selbst ununterbrochen zu entschuldigen, mit den Leitmotiven: „Ich kann nichts dafür!", „Das machen die anderen auch (nicht)", sind das Ausreden oder Sich-irgendwas-Einreden. Bei diesen Versuchen der „Beschönigung" findet kein Verzeihen statt, und sie funktionieren deswegen auch nicht.

Man erkennt Pine-Zustände daran, dass der Mensch versucht, in beinahe monotoner und oft penetranter Art und Weise auch bei der Außenwelt um Verzeihung zu bitten, sich sogar selbst anzuklagen. Bei diesen Selbstanklagen und ewigem „mea culpa"-Pochen hat er aber sein persönliches schlechtes Gewissen ausgeschaltet und ist überzeugt, er würde von irgendeiner Autorität freigesprochen werden.

Niemand anderer als wir selbst kann uns von einer „inneren Schuld" lossprechen, einer, derer wir uns bewusst sind, die wir uns selbst zugeteilt haben.

Pine reagiert überaus empfindlich, übernimmt häufig die Schuld für Dinge, für die er wirklich nichts kann.

Ein Beispiel: Es verregnet einen 14-tägigen Urlaub, den vielleicht sogar Pine vorgeschlagen hat. 14 Tage lang müssen die Mitmenschen dessen Entschuldigung heischende Zerknirschung in Kauf nehmen. Nicht nur das: Pine bietet auch Wiedergutmachung an. Diese Reumut, unvernünftig zwar, aber so inständig vorgebracht, bewirkt bei den anderen Schuldgefühle, und so beginnt die wohlbekannte Kettenreaktion von Pine-Zuständen: Man entschuldigt sich ständig. Wofür? Nicht für das, was unser Gewissen wirklich belastet, man flüchtet ins Unverfängliche. Ablenkungsmanöver. Vor allem sich selbst gegenüber.

Es gibt aber auch eine andere Spielart dieses negativen Zustandes. Man möchte fast sagen, er ist als Schuldgefühl nicht erkennbar, weil der Mensch, schon von vornherein sich verzeihend, sich ununterbrochen anderen gegenüber in Schutz nimmt.

Ohne Grund verteidigen sich diese Menschen und vermitteln den anderen das unangenehme Gefühl, ein Inquisitor zu sein, eine Rolle, die dem anderen entweder überhaupt fern liegt oder an der er im Moment kein besonderes Interesse hat. Besonders aufreibend wird der „Schuldbeladene“, indem er glaubt, dass alles, was um ihn herum passiert, einer Beschwerde, Anklage gleichkommt. Er bezieht jedwelches Thema, jede auch harmloseste Bemerkung oder Diskussion auf sich, und aus heiterem Himmel vorgebrachte Fragen wie: „Hast Du etwas gegen mich?“, „Hab ich Dir etwas getan?“ hören sich nicht immer wie Bußgebete an.

Da haben wir es mit Pine-Zuständen zu tun, die mit einem guten Schuss von Egozentrik gewürzt sind. Ich-Bezogenheit gehört aber nicht zum Pine-Bild, sondern zu einer anderen Bach-Blüte.

Autoritäten, wie immer sie beschaffen seien, und für Pine ist fast jeder Mensch eine solche, nützen das aus:

Spreche ich den Menschen frei, entgleitet er – vorerst – meiner Macht. Und zwar so lange, bis er nicht wieder straffällig wird; die Grenzen zur Straffälligkeit setze ich, als Autorität.

Es ist unumstritten, dass Regeln im sozialen Zusammenleben aufrechterhalten bleiben müssen. Autoritäten dienen dazu, deren Einhaltung zu kontrollieren und gegebenenfalls, bei Nichtbefolgung, zu strafen. Nach Strafvollzug ist aber die Schuld getilgt. Die Handhabungen bei „Kollektivschuld“ bleiben zum Großteil in der Hand der diversen Gesetzgeber. Meistens benutzen diese ihre Stellung, um Macht weiter auszuüben.

Lernt der Mensch, sich selbst frei zu sprechen, fällt ein ganzes Kontroll-Macht-System zusammen.

Pine-Schuldgefühle werden nicht mit irgendwelchen Mitteln abgeschafft, es geht hier nicht um eine Heilung im Sinne von Verschwinden-Lassen des Symptoms, sondern um das Bewusstwerden und Erkennen eines persönlichen Schuldgefühls, das keiner Entschuldigung von außen bedarf.

Genügt es also, sich selbst zu verzeihen? Ja, das ist unumgänglich. Die „Bezahlung" der Schuld darf aber dabei nicht vergessen werden. Sühne also. Keine großen Gesten, keine öffentliche Beichte, keine „Wiedergutmachung" ist damit gemeint, sondern das sichere Gefühl der stattgefundenen Verzeihung, das sich erst einstellt, wenn man „bezahlt" hat.

Jeder Mensch weiß genau, was zu tun wäre. Dafür gibt es keine Vorschriften, Regeln.

Das Heilmittel PINE

Es hilft, mit dem Phänomen „private, das heißt persönliche Erlösung" vertraut zu werden, damit umgehen zu können. Man wartet nicht mehr auf die Lossprechung seitens anderer.

Das Blütenbild, das im negativen Pine-Zustand zur fatalen Verkettung von Schuld-Sühne-Zwangshandlungen führt, wird als aussichtslos erkannt und als Selbst-Anspruch abgelegt.

Man wird die Verantwortung für seine Handlungen allein übernehmen, sich weder von außen bedrohen lassen noch unreflektiert Vorschriften befolgen, und ein Mensch, der vor allem sich selbst treu bleibt, wird dann auch von den anderen so eingeschätzt und geschätzt werden.

Seine Würde bewahrend ist er glaubwürdig, er beugt sich nicht unter Bedrohungen, sondern bleibt aufrecht, aufrichtig - das heißt: ehrlich. Und vor allem ist er gewissenhaft.

Anmerkung: Die Blüte PINE muss bei jeder Anfangsmischung dabei sein; der „moderne" Mensch unserer Gesellschaftsstruktur hat, wenn auch vielleicht nur in leichter Form, Schwierigkeiten mit diesem rein individuellen Verzeihungsprozess.

Im Alltag

Ein Nachbar, ein Kollege schenkt Ihnen, zum Beispiel zu Weihnachten, eine Kleinigkeit und Sie, völlig überrascht, haben jetzt nichts für ihn!

Zerbrechen Sie sich nun den Kopf, was Sie ihm dafür schnell besorgen könnten? Nehmen Sie ein paar Tropfen Pine und freuen Sie sich einfach über die Aufmerksamkeit.

Pine geht von Zeit zu Zeit bedrückt herum. Er redet sich ein, dass er für seine Handlungen überhaupt nichts kann, doch ein irgendwie „falscher Ton" in Form von Selbstbeschuldigung begleitet ihn auf Schritt und Tritt. Das wird Sie wahrscheinlich verwundern. Machen Sie ihm ein Kompliment, wehrt er sofort ab, mit Entgegnungen wie: „Ach, das war doch nichts", „Das hätte ich besser machen können".

Befindet sich ein Mensch in einer finanziellen oder sozialen Vorzugsstellung und wartet nur darauf, dafür früher oder später bezahlen zu müssen? Das Heilmittel Pine wird helfen, ohne Gewissensbisse zu leben, sich durchaus den anderen zur Verfügung zu stellen, und zwar „zwanglos" und mit dementsprechend großer Freude.

MIMULUS

Gefleckte Gauklerblume

Mimulus guttatus

Fear of worldly things, illness, pain, accidents, poverty, of dark, of being alone, of misfortune. The fears of everyday life. These people quietly and secretly bear their dread, they do not freely speak of it to others.

Angst vor irdischen Dingen, Krankheit, Schmerz, Unfällen, Armut, vor Dunkelheit, vor dem Alleinsein, vor Unglück. Die Ängste des alltäglichen Lebens. Diese Menschen ertragen ihre Furcht still und verbergen sie, sie sprechen nicht offen mit den anderen darüber.

Angst. Mimulus ängstigt sich, und das eigentlich fortwährend, ob es nun um konkrete Situationen geht oder nur um vorgestellte. Er ist allerdings immer imstande, seinen Befürchtungen einen Namen zu geben.

Oft liegt dieser extremen Bangigkeit ein wirkliches Angsterlebnis zugrunde, das zwar weit zurückliegt, doch noch nicht ganz vergessen ist. Nur die Vorstellung, wieder einen derartigen Zustand erleben zu müssen, erschreckt Mimulus ungeheuer. Der Mensch stellt sich eben vor, wie furchtbar das sein könnte und fürchtet sich somit von vorneherein.

Jeder Angst, die zweifellos unser Leben begleitet, liegt jene vor dem Tode zugrunde; wir wissen, dass wir sterben müssen. Bei Mimulus geht diese Todesangst auch dann los, wenn unter diesen Bedrohungen nicht gerade das Leben aufs Spiel gesetzt wird, und es genügt auch, dass Mimulus von möglichen Gefahren oder fürchterlichen Ereignissen hört oder liest. Die Angst, das könnte ihm auch passieren, beherrscht den Tagesablauf, furchtsam besorgt begibt er sich möglichst nicht in die gefährliche Lage.

Jemand hat zum Beispiel Angst vor dem Fliegen und ist noch nie in ein Flugzeug eingestiegen: Die Mimulus-Angst wird zwar als konkret bezeichnet, was im Grunde bedeutet, dass die Angst einen Namen hat, nicht, dass sie erst auftritt, wenn tatsächlich etwas passiert.

Das Erleben und Aufzählen von Ängsten wird bei sehr negativen Mimulus-Zuständen manchmal zu einer richtigen Belastung des ganzen Alltags, und zwar nicht nur für das Angsthäschen selbst, sondern auch für Nahestehende.

Familienmitglieder, Freunde, Bekannte werden damit umgehen müssen und sicher auch darauf Rücksicht nehmen. Man fragt sich nur wie lange, wo sind die Grenzen des Ertragbaren?

So kann es also geschehen, dass Mitmenschen sich plötzlich sagen: „Jetzt ist Schluss mit meinem Einfühlungsvermögen, ich fliege alleine nach Amerika, steige auf den Himalaja, mache eine Wildwasserfahrt!" Ganz besonders aber fürchtet Mimulus, mit seinen Ängsten alleine gelassen zu werden, und es geschieht etwas ganz Sonderbares: Mimulus redet nicht mehr über seine Ängste, verschweigt, verheimlicht sie.

Die Bach-Blüte hilft bei deutlich erkennbaren Hasenfüßen, aber besonders wird sie gebraucht, wenn jemand plötzlich überhaupt keine Angst mehr hat. Auf die Frage: „Haben Sie manchmal Angst?", antworten diese Menschen mit einem knappen „Nein". Das zeigt entweder an, dass man es mit einem verantwortungslosen Draufgänger zu tun hat – oder eben mit einem ganz besonders verschreckten Mimulus.

Ein Mimulus-Zustand stellt sich auch ein, wenn einem Menschen etwas genommen wird, wenn ihm etwas verloren geht, etwas, das ihm Sicherheit geboten hat. Man hat keinen Boden mehr unter den Füßen, keinen Halt, man fürchtet, nicht mehr weitergehen, nicht mehr „überleben" zu können.

Es ist verständlich, dass die Angst, nicht mehr zu existieren, größer wird, je näher man sich dem natürlichen Ende des Lebens nähert.

Ängste, die zu Phobien werden, gehören auch zum Mimulus-Bild. In diesen Fällen wird sicher Hilfe des zuständigen Experten notwendig und not-wendend. Die Blüte Mimulus kann solche gezielten Therapien wunderbar unterstützen.

Das Heilmittel MIMULUS

Eines steht fest: Mimulus liebt keine Abenteuer, und bevor sich dieser Mensch auf etwas einlässt, wird er die Situation genauestens, aber mit Diskretion, auf ihre Gefährlichkeit prüfen. Mimulus ist allerdings imstande, dieselben Ängste bei den anderen sofort zu spüren und sie zu verstehen. Es kann sogar vorkommen, dass Mimulus zum Retter wird, wenn sich ein Nahestehender in einer gefährlichen Situation befindet, und dass er ohne viel zu überlegen eingreift. Kurzfristig natürlich! Denn wirklich tapfer ist er nicht.

Im Alltag

Ist Ihnen etwas für Sie sehr Wichtiges abhanden gekommen, zum Beispiel durch einen Diebstahl, ein verlorenes Andenken, ein Haustier hat sich verlaufen, und Sie sind, abgesehen von der betrübten Stimmung, von der Angst geplagt, es könnte wieder passieren? Mimulus in einer Blütenmischung hilft, dem Alltag wieder unverzagter ins Gesicht zu sehen.

Möchten Sie einen Kumpan, der mit Ihnen durch dick und dünn geht, der „weder Tod noch Teufel“ fürchtet? Mimulus wäre nicht der Richtige. Er verträgt auch weniger gut Schmerzen und keinen großen Lärm.

Schreien Sie ihn bitte nicht an.

HEATHER

Gemeines Heidekraut

Calluna vulgaris

Those who are always seeking the companionship of anyone who may be available, as they find it necessary to discuss their own affairs with others, no matter whom it may be. They are very unhappy if they have to be alone any length of time.

Jene, die immer die Gesellschaft von demjenigen suchen, der verfügbar ist, weil es für sie notwendig ist, ihre Angelegenheiten mit anderen zu besprechen, egal wer das auch immer sein sollte. Sie sind sehr unglücklich, wenn sie allein sein müssen, ganz egal, wie lange dieser Zustand andauert.

Die Liebe zu anderen setzt voraus, dass man erstens sich selbst liebt und zweitens sich seines Wertes bewusst ist.

Heather hat bei „erstens" kein Problem, ist jedoch bei „zweitens" ein wenig unsicher. Zusätzlich hat Heather die starke Neigung, ja sogar ein heftiges Bedürfnis zu kommunizieren. Ständiger Kontakt mit den

Mitmenschen ist von grundlegender Notwendigkeit zur Zufriedenheit dieser Menschen.

Geht dieser Kontakt verloren, was ja von Zeit zu Zeit vorkommt, wird sich Heather sofort verlassen und einsam fühlen und alle Hebel in Bewegung setzen, um dieses auch mit Angst verbundene Gefühl wieder loszuwerden.

Dazu sind alle Mittel „recht und billig".

Billig nicht immer. Der Versuch, die Aufmerksamkeit auf sich zu lenken, nimmt Formen an, die nicht nur auf das eigene äußere Erscheinungsbild gerichtet sind, unter dem Motto: „Auffallen, um jeden Preis!" Auch die Verhaltensweise soll möglichst viel Publikum anlocken, wenn es auch nicht immer gerade „anziehend" wirkt und wenn es auch etwas kostet. Bei sich wird nicht gespart, man muss Bedürfnisse unbedingt befriedigen, und zwar sofort!

Oft hat das jedoch einen weiteren Einbruch des Selbstwertgefühls zur Folge. Das macht Heather nichts aus. Vorläufig. Hauptsache, ich habe meine Begierde erfüllt. Sollten andere es vielleicht nicht gerade gutheißen, was ich tue, schert mich das wenig, wenn man sich nur mit mir beschäftigt!

Heather möchte immer und bei allen „lieb Kind" sein. Leidet sehr, wenn auch nur der Eindruck entsteht (und der entsteht sehr leicht bei Heather), dass „mich jemand nicht mag".

Nützen nun Auffallen, bemerkenswertes Benehmen nichts, das heißt, die anderen verlieren trotzdem das Interesse, geht Heather zum Angriff über, aber mit versteckten Waffen. Ein offener Kampf findet selten statt, man beschränkt sich auf ein Gemetzel aus dem Hinterhalt. Will Heather einen (oft nur vermeintlichen) Rivalen aus dem Feld schlagen und damit wieder – oder endlich – die erste Rolle spielen, geschieht das durch Herabsetzung des Wertes des anderen und geht auch bis zum Äußersten: Herabwürdigung, schlechte Nachrede, Verleumdung. Getratsche ist übrigens der beliebteste Zeitvertreib von Heather.

Ist das Opfer ein Abhanden-Gekommener, wird dieser höchst intensiv mit Aufmerksamkeiten bedacht, was aber nicht bedeutet, man wäre wirklich am Wohlergehen des Menschen interessiert. Heather hat eigene Anliegen im Sinn. Sie will wieder die Aufmerksamkeit auf sich ziehen und zieht alle Register: Von Reminiszenzen („Weißt Du noch?“) über weinerliche Klage, Appell ans Mitleid bis zu einer breitgetretenen und lauthals verkündeten Schicksalsergebenheit, die keine ist. (Erpressung ist oft mit im Spiel, aber das gehört nicht zum Heather-Bild; dazu gehörte ein gewisser Mut, den hat Heather weniger.)

Man will nur wieder den Menschen „in den Griff“ kriegen, er muss greifbar sein, denn Heather braucht physischen Kontakt, braucht die Nähe der anderen, kann nicht allein sein. Nur intellektuelle Nähe ist die Sache von Heather nicht, es sei denn, auch diese wird als Köder benützt.

Heather sucht durch Überbewertung des eigenen Wertes die Oberhand zu gewinnen, wird aufdringlich, und verliert paradoxerweise gerade das, was dieser Mensch am meisten braucht: Die Nähe und Aufmerksamkeit der anderen, die vielleicht auf Heathers Bedürfnisse eingehen, sich jedoch, überdrüssig der permanenten Zudringlichkeiten, bald zurückziehen werden.

Wenn andere reden, hört Heather nicht zu. Oder nur so lange, bis sich die Gelegenheit ergibt, das Gespräch an sich zu reißen. Jedes Heather-Gespräch verwandelt sich kurzfristig in einen Monolog über dessen persönliche Angelegenheiten, Notwendigkeiten, Erfahrungen.

Der so Angesprochene kann eigentlich nur zuhören. Er kann auch nur so tun als ob. Heather merkt das gar nicht, redet weiter, braucht keinen Gesprächspartner, nur ein gefälliges und geduldiges Ohr.

Sollte Heather aber doch bemerken, dass die Aufmerksamkeit abschweift, rückt er noch näher, „greift" de facto ein – ein besonders intensiver Händedruck, eine Hand auf der Schulter, es gibt keine Grenzen der Zudringlichkeit.

Das Heilmittel HEATHER

Es hilft, den anderen etwas Raum zu geben, wenn auch eigene Ansprüche im Vordergrund verbleiben. Heather geht spontan auf den Mitmenschen zu, umgibt sich mit Freunden, kann aber, von Zeit zu Zeit, mit dem Alleinsein umgehen. Möglichst mit einem Mobiltelefon, einem Computer in der Nähe. Denn wenn schon nicht beieinander sein, eine virtuelle Verbindung herstellen ist auch schon etwas. Wahres Interesse zeigt Heather zwar nur bei Argumenten, die ihn selbst betreffen, und, sehr empfänglich für Komplimente, wird Heather jene Menschen aus seinem Bekannten- und Freundeskreis schnell ausschließen, welche der Courschneiderei nicht so mächtig sind. Heather, dank des so verbindlichen Wesens, findet mit instinktiver Sicherheit schnell wieder andere, die die Hofmacherei beherrschen, und eine gewisse Oberflächlichkeit in Beziehungen ist nicht auszuschließen. Heather wird zwar die anderen vorwiegend aufgrund ihrer sozialen Stellung beurteilen (denn ein wichtiger, irgendwie interessanter Mensch hebt auch meinen Eigenwert, so der oft begangene Denkfehler), erlangt aber die Fähigkeit, auch innere Werte der Mitmenschen zumindest manchmal ins Kalkül zu ziehen.

Im Alltag

Erleben Sie Momente, in denen Sie absolut nicht „verzichten“ können, auf was immer das auch sei? Es kann sich dabei um Nahrungs- und Genussmittel handeln, eine unkontrollierbare Einkaufslust überfällt Sie, oder Sie haben das Gefühl, Mitmenschen geben Ihnen zu wenig Beachtung? Helfen Sie sich mit Heather.

Möchten Sie, dass ein Geheimnis ein solches bleibt? Erzählen Sie es nicht einem typischen Heather-Menschen!

Oder umgekehrt: Sie persönlich ziehen vor, Verschwiegenheit zu bewahren, aber vielleicht wäre es gut …?

Heather, auf der Suche nach Zuhörern, sorgt dafür, dass es „an den Mann“ und vielleicht auch ins Internet kommt. Dort verbreitet man eigene Angelegenheiten und die der anderen mit Hochgenuss, und Social Networks leben hauptsächlich vom Heather-Typ: Zu jeder Tages- und Nachtzeit ist man mit vielen Freunden in Kontakt! „Und alle haben mich so lieb!“

Besser als nichts. Man wird bald ein Beisammensein ausmachen, baldigste Tuchfühlung!

MUSTARD

Ackersenf

Sinapis arvensis

Those who are liable to times of gloom, or even despair, as though a cold dark cloud overshadowed them and hide the light and the joy of life. It may be not possible to give any reason or explanation for such attacks. Under these conditions it is almost impossible to appear happy or cheerful.

Jene, die Zeiten von Schwermut, sogar Hoffnungslosigkeit ausgesetzt sind, so als wären sie von einer dunklen, kalten Wolke überschattet, die Licht und Lebensfreude verdeckt. Sie können keinen Grund und keine Erklärung für solche Anfälle geben. Unter solchen Bedingungen ist es beinahe unmöglich, sich glücklich oder heiter zu zeigen.

Man spricht oder hört oft von Depressionen oder depressiven Zuständen, solche, die auf die Frage „Warum eigentlich?“ keine schlüssige Antwort haben.

Eine ausgesprochene Neigung zu Introvertiertheit und dazu, das Leben zu ernst zu nehmen, kennzeichnet das Bild von Menschen, die oft der negativen Gemütsverfassung von Mustard zum Opfer fallen.

Diese Zustände sind zyklisch und nehmen Formen an, die von leichter Niedergeschlagenheit bis zu schwerer Hoffnungslosigkeit gehen können. Eine logische Begründung dafür ist nicht möglich, und ebenso verschwinden solche negative Stimmungen wie sie gekommen sind: Man weiß eigentlich nicht, warum.

Nicht äußere Ursachen sind der Anlass, zumindest nicht offensichtlich. Man sucht zwar nach einer Erklärung, im Grunde findet man aber keine, im Gegenteil: Genauer betrachtet sind sie grundlos. Der davon befallene Mensch befindet sich in einem Abgrund, boden- und grundlos, es geht immer tiefer hinab, bis man überhaupt keinen Lichtblick mehr sieht.

Schlägt diese tiefe Traurigkeit unversehens in Hochstimmung um, hat man auch dafür keine Erklärung. Weder sich selbst noch den anderen gegenüber, die vielleicht versuchen, den von dieser Art der Depression Betroffenen aufzuheitern, ihn mit logischen Argumenten davon zu überzeugen, dass es für seine Stimmung eigentlich keine Grundlage gibt. Fragen wie „Was hast Du denn?“ oder „Was kann ich für Dich tun, damit es Dir besser geht?“ haben keine Antwort zur Folge. Versuche wie „Komm, wir gehen…“, „Ich lade Dich ein zu …“ bringen den Leidenden noch tiefer in seine Verzweiflung und aufmunterndes „Auf-die-Schulter-Klopfen“ wäre das Verkehrteste. Dann sinkt ein solcher

Mensch noch tiefer in sein schwarzes Loch und kann nicht heraus.

Genauer wäre die Frage „Was fehlt Dir?“, denn es fehlt etwas im Leben dieser Menschen, sie wissen jedoch nicht was, und auch diese Frage bleibt unbeantwortet. Man weint einfach auch deswegen.

Das Heilmittel MUSTARD

Es hilft, aus dem dunklen Loch, in das man gestürzt ist, wieder aufzutauchen, der graue Schleier, durch den man das tägliche Leben erlebt, lichtet sich, und man kann auch wieder die schönen Dinge, auch wenn vielleicht spärlich gesät, erkennen.

Auch leichte Mustard-Zustände, die wir alle kennen – man ist schlecht aufgelegt, hat keine Lust, etwas zu tun, ist mürrisch, verdrossen, unwirsch, das alles „ohne Grund“ –, vergehen mit Hilfe der Blüte schneller, als wenn man einfach abwartet. Das geht natürlich auch. Denn es sind keine Dauerzustände, sondern, wie schon erwähnt, unterliegen diese Stimmungen Zyklen und werden von manchmal ebenso unbegreiflicher Hochstimmung abgelöst.

Chronische, das heißt seit langer Zeit immer wieder auftauchende und immer schwerer werdende Mustard-Zustände, bedürfen jedoch unbedingt einer Bearbeitung. Die Bach-Blüte unterstützt und begleitet die zu Hilfe gerufenen Therapien.

Eine tiefliegende, klare innere Sicherheit stellt sich ein, und wenn der Mensch auch ziemlich anfällig für Schwermut bleibt, wird er versuchen, sich ein „leichteres Herz“ zu verschaffen, indem er die von der Allgemeinheit als glücklich machenden Kriterien (Besitz, Macht, Erfolg) wirklich nicht mehr anerkennt, einen eigenen Weg einschlägt, was von der „Gesellschaft“ nicht immer gut bewertet wird. Man hält solches Vorgehen oft für egoistisch, asozial. Nicht, dass diese Urteile dann an einem vorbeigehen, die können einen schon von Zeit zu Zeit niederdrücken.

Die bei diesen Menschen typische Neigung zur Melancholie wird nicht behandelt. Dieser Unterton der Traurigkeit muss ja auch nicht immer als negativ erlebt werden. Solche Menschen finden einen grauen Nebeltag vielleicht sogar schön. Eine bestens angewandte Selbsthilfe ist die Hinwendung zur Natur. Die Freude, die die gesamte Schöpfung vermittelt, und zwar ganz einfach die Freude zu leben, kann betrübte Tage erhellen.

Im Alltag

Leiden Sie an manchen Tagen an einer eigenartigen Niedergeschlagenheit, die sich zwar im Laufe des Tages etwas bessert, aber am nächsten Tag ist es wieder so? Es könnte sich um einen akuten Mustard-Fall handeln.

Ziehen Sie es vor, sich mit Menschen zu umgeben, die nur und immerzu Optimismus ausstrahlen?

Das wird bei Mustard auch vorkommen, kann aber unversehens ins Gegenteil umschlagen.

Und wenn jene gerade eine negative Phase erleiden, dann sollten Sie, auch bei einem Tröstungsversuch, einer wunderschönen Anregung, einem Tränenstrom gewachsen sein.

CERATO
Bleiwurz
Ceratostigma willmottiana

Those who have not sufficient confidence in themselves to make their own decisions. They constantly seek advice from others, and are often misguided.

Jene, die nicht genügend Vertrauen in sich selbst haben, um eigene Entscheidungen zu treffen. Fortwährend suchen sie Anleitung bei anderen und oft werden sie fehlgeleitet.

Die „innere Stimme" sagt uns meistens, was falsch, was richtig ist. Leider hört Cerato zunächst selten und schließlich einfach gar nicht mehr auf diese, sondern verlangt von der Außenwelt Antworten auf seine Fragen. Er verlässt sich auf die Meinungen der anderen – und ist damit verlassen. Denn kein anderer Mensch kann mir genau sagen, was zu tun ist oder zu tun wäre, es sind nur Ratschläge, die da kommen, die Entscheidung muss jeder selbst treffen.

Diese oft gut gemeinten, sicherlich auch kompetenten Belehrungen oder Erklärungen von außen führen im negativen Cerato-Zustand in eine Sackgasse: Man weiß nicht mehr, was man denken oder glauben soll, man verzichtet auf einen eigenen Standpunkt, und Fragenstellen wird nach und nach zu einer – beinahe könnte man sagen – Zwangshandlung. Man fragt und fragt und kann mit den vielleicht unterschiedlichen Auskünften, die von mehreren Befragten eingeholt werden, nichts mehr anfangen. Es wird zu einem Konflikt. Cerato kennt sich nicht mehr aus, und die Frage „Was soll ich jetzt tun, was ist das Richtige?" kann er selbst nicht mehr beantworten. Und er will es auch nicht.

Im Grunde genommen will Cerato keine Verantwortung für seine Entscheidungen übernehmen, er delegiert diese an andere.

Die Neigung, sich zu unterwerfen, und zwar der Meinung der anderen, bedeutet aber nicht, dass Cerato einfach als unsicherer, schwacher Mensch zu bezeichnen wäre. Im Gegenteil, ein gewisse Strenge, auch Unerbittlichkeit macht sich bemerkbar, und zwar der Anspruch, immer das Richtige zu tun, sich keine Feinde zu verschaffen, keine Nachteile in Kauf nehmen zu müssen. Er gehorcht. Dem Diktat von Experten, die aber auch noch in Zweifel gezogen werden. Also fragen wir noch einen, der es vielleicht besser weiß.

Es führt dazu, dass Cerato Fragen stellt, die entweder nicht zu beantworten sind, keine eindeutige Antwort zulassen oder sogar sinnlos sind, es wird zu einer Frage-Manie. Unnötige Fragen, Fragen, die schon beantwortet wurden, Fragen, die eigentlich darauf hinweisen, dass es ihm nur um die Fragerei und nicht mehr um die Antwort geht.

Cerato begibt sich mit großer Vorliebe zu den verschiedensten Veranstaltungen, interveniert bei öffentlichen Vorträgen sehr gerne. Er bereitet vielleicht schon vorher seine Fragen vor (er hat sie dokumentiert) und wartet nur auf seinen Fragesteller-Auftritt.

Damit Auffallen wollen gehört aber nicht zu Cerato, das ist eine andere Blüte.

Er braucht den anderen, um sicher zu sein, das heißt, er braucht die Meinung der anderen. Komischerweise hört er dann aber oft nicht auf die Ratschläge. Und manchmal „versteckt" er sich hinter Fragen, aber nur, um den anderen zu zeigen, dass er doch eine Antwort weiß, dass er nicht dumm ist.

Er braucht vor allem Information. Heißhunger nach Anleitungen. Liest genau und gründlich alle Anweisungen und Beipackzettel, vielleicht zahlreiche Fachliteratur, und die moderne und zweifellos gute, weil leicht zugängliche Informationsquelle Internet wird reines Gift für den Menschen im negativen Cerato-Zustand.

Hat er endlich eine Entscheidung getroffen, und zwar nach Einholung vieler guter Ratschläge, kommt es oft vor, dass er die nun getroffene Entscheidung wieder jemandem vorlegt, um eine Bestätigung zu bekommen, dass sie richtig war.

Das Heilmittel CERATO

Es hilft, nachdem eine Entscheidung getroffen wurde, dabei zu bleiben, und das mit dem Bewusstsein, im Moment das Beste getan zu haben.

Die Neigung von Cerato, Gesetze, Vorschriften und Anweisungen genau einzuhalten, erlaubt es, diesen Menschen in eine untergeordnete Position einzureihen, wo er sehr zufrieden alles ausführt, was ihm angeordnet wird.

Im Alltag

Sie haben lieben Besuch, und es handelt sich dabei um einen notorischen Ratgeber, der es nur gut mit Ihnen meint. In diesen Tagen wissen Sie plötzlich überhaupt nicht mehr, was Sie denken sollen, was zu tun oder was nicht zu tun wäre. Mit der Hilfe von Cerato werden Sie, Höflichkeit bewahrend, alles anhören, und dann weiterhin Ihre Entscheidungen treffen mit dem Risiko, dass Ihnen auch ein Fehler unterlaufen könnte.

Möchten Sie kurzentschlossen und ohne viele Vorbereitungen ein Wochenende irgendwo verbringen, eine Autofahrt „ins Blaue“ machen? Mit Cerato geht das nicht. Er braucht mindestens zwei Tage, um sich genau zu informieren, und weiß Bescheid über voraussichtliche Verkehrs- und Straßenverhältnisse, hat alle Landkarten und Stadtpläne mit und präsentiert sich mit einem vollgestopften Koffer. Denn: „Man weiß ja nie“ – wie zum Beispiel das Wetter wird.

VINE
Weinrebe
Vitis vinifera

Very capable people, certain of their own ability, confident of success. Being so assured, they think that it would be for the benefit of others if they could be persuaded to do thing as they themselves do, or as they are certain is right. Even in illness they will direct their attendants. They may be of great value in emergency.

Sehr fähige Menschen, ihrer eigenen Fähigkeiten sicher, zuversichtlich auf Erfolg. Da sie so sicher sind, denken sie, dass es für die anderen zum Besten wäre, sollte man diese dazu bringen, die Dinge zu tun, wie sie selbst es tun, oder so wie es, ihrer eigenen Überzeugung nach, richtig ist. Sogar wenn sie krank sind, wollen sie ihre Pfleger anweisen. In Notsituationen können sie von großem Wert sein.

Eine deutliche Neigung zum Kommando zeichnet diese Menschen aus. Sie werden stets den anderen sagen, was zu tun ist bzw. zu tun wäre und übernehmen die Verantwortung für ihre Order.

Diese Anweisungen erfolgen meist in knapper und bestimmter Form, man diskutiert nicht, Vine besteht darauf, dass sie ausgeführt werden. Das Problem von Vine im negativen Zustand ist nicht, dass er befiehlt, er untersagt vielmehr den anderen, eine eigene Meinung zu haben, einen seiner Befehle nicht auszuführen oder darüber eventuell zu verhandeln. Seine Anweisungen oder Verbote werden nicht begründet: „Du machst, was ich Dir gesagt habe, und aus!" Und er meint damit: „Ich weiß es besser." Ein Tyrann?

Nicht immer, aber meistens. Jedenfalls eine Herrschernatur mit, zugegeben, guten Führungsqualitäten. Ob dies nun im kleinen Kreis (Familie oder Freunde) oder in allgemeinen Bereichen (Schule, Arbeitsplatz, Politik) vor sich geht, ist nicht ausschlaggebend. Es kann dazu führen, dass die anderen den Gebieter nicht geradezu lieben, ihn nach und nach fürchten und ihn zu isolieren suchen. Das wird im Falle von sehr negativen Vine-Zuständen zu weiterer Unnachgiebigkeit führen, bis zu einem beinahe fanatischen Eigensinn. Von Natur aus zu Präzision, manchmal fast Pedanterie geneigt, bleibt er in seiner Falle, zu keinen Kompromissen bereit zu sein, gefangen und ist nur mehr rechthaberisch und unnachgiebig und immer weniger verhandlungsbereit.

Dieser eiserne Wille, dem er die anderen unterwirft, bedarf jedoch einer etwas unerwarteten Auslegung, die insofern erstaunlich ist, als dass Vine meint, er mache das Beste für den anderen und sei dazu berufen, diese anzuleiten, zu führen, für sie zu handeln. Er wird immer das Steuer in der Hand halten wollen.

Im Zuge seiner Einteilung in sieben Gruppen hat schon Dr. Edward Bach die Blüte Vine in die Gruppe „für jene, die zu besorgt um das Wohlergehen der anderen sind", eingereiht.

Menschen, die sich im sehr negativen Vine-Zustand fast unmenschlich gebärden („Geschieht dir recht, warum hörst du nicht auf mich!?") und selbst bei gelindem Widerstand in Weißglut geraten, können durchaus auch handgreiflich werden. Der Übergang zur negativen Phase ist gleitend; eines steht aber fest: Man hat einen Leader vor sich.

Das Heilmittel VINE

Es hilft, auch die Meinung der anderen zumindest anzuhören und manchmal nachzugeben. Wenn auch immer bereit, unvermittelt einzugreifen und autoritäre Entscheidungen zu treffen, wird der Mensch den anderen doch ein wenig Spielraum lassen. In Fällen, wo ein sofortiger Entschluss und schnelle Handlungen erforderlich sind, ohne lange zu diskutieren, ist Vine ein wertvoller und ausgezeichneter Organisator, der den anderen sagt, was sie zu tun haben, und nicht so leicht den Kopf verliert.

Im Alltag

„Ich werde Dir schon zeigen, wer jetzt Recht hat, das wäre doch gelacht, wenn hier jeder kommandieren wollte, das kommt gar nicht in Frage. Ende der Diskussion, und jetzt verschwinde!"

Nicht nur die berüchtigte und heute etwas überholte „Vater-Figur", auch eine Vertreterin des „schwachen" Geschlechts könnte eines Tages solche Anfälle bekommen. Ein paar Tropfen Vine werden helfen, zumindest den letzten Teil der Standpauke wegzulassen.

Möchten Sie, dass jemand seine Fehler gerne eingesteht, seine Grenzen kennt und diese unumwunden zugibt?

Vine ist dafür nicht gerade der Passende.

Eine solche Führernatur braucht selbstverständlich „Untergebene". Die verschafft er sich. Ist seine momentane Situation von Entscheidungen eines anderen abhängig, versucht er trotzdem, diesem noch Anweisungen zu geben.

WILD OAT

Wald-Trespe

Bromus ramosus

Those who have ambitions to do something in life, who wish to have much experience, and to enjoy all that which is possible for them, to take life to the full. Their difficulty is to determine what occupation to follow; as although their ambitions are strong, they have no calling which appeals to them above others. This may cause delay and dissatisfaction.

Jene, die im Leben etwas Bedeutendes zu tun anstreben, die wünschen, viel zu erleben, alles was möglich ist zu genießen, das Leben in seiner Fülle zu nehmen. Ihre Schwierigkeit ist, sich zu entschließen, welcher Beschäftigung sie folgen wollen, und obwohl ihre Ambitionen stark sind, nehmen sie keine Berufung wahr, welche für sie besser wäre als andere. Das verursacht möglicherweise Verzögerungen und Unzufriedenheit.

Alle unsere Handlungen müssen einen Sinn haben, unser ganzes Leben selbst sollte einen solchen haben, und Zufriedenheit stellt sich ein, wenn man den Nutzen einer Tat sieht. Das heißt eigentlich, man hat etwas getan oder erreicht, das sinnvoll ist. Und so wäre in ein paar Worten gesagt, worum es bei Wild Oat geht. Nämlich darum, diesen Sinn zu finden. Das tut Wild Oat auch, mit Entschlossenheit, Ausdauer und Zielstrebigkeit.

Im negativen Zustand verliert Wild Oat zwar nicht immer das Ziel aus den Augen, nur weiß er nicht mehr genau, wie er dahin kommen kann. Oder er sieht mehrere Wege dahin, was ihn verwirrt. Und nicht nur verwirrt: Da er ja sucht, geht er ein Stück auf einem Pfad, meint aber bald, ein anderer wäre besser, kehrt zurück, wählt die Alternative, um bald wieder nicht ganz seiner Wahl sicher zu sein.

Genau besehen ist es ja auch sinnvoll, den Sinn der Wanderung zu sehen. Wild Oat bewegt sich ständig und kommt nicht ans Ziel.

Er wechselt oft „den Weg“. Ob das nun Lebenspartner sind, Studienrichtungen, Arbeitsplätze, Domizile, die Anordnung der Möbel, Diät-Vorschreibungen oder auch nur die Automarke oder die Haarfarbe, Wild Oat ist stets unzufrieden mit dem Resultat, bis er, im sehr negativen Zustand, auch den wirklichen Endzweck eher aus den Augen verloren hat.

Man könnte meinen, man hätte es mit einem unentschiedenen Menschen zu tun. Wild Oat ist aber komplett desorientiert. Seine Handlungen haben etwas Konfuses an sich und vor allem ist er ständig unbefriedigt, denn er hat das Gefühl, dass er etwas sucht, aber er weiß nicht mehr genau was. Ein Tor offen für Hoffnungslosigkeit. Alles wirkt so leer, weil es ohne Sinn und Zweck erscheint.

Dieser Mensch hat aber einen starken Willen, und man muss damit rechnen, dass er bald wieder etwas unternehmen wird; ziemlich sicher etwas Unpassendes, und zwar etwas, was ihn abermals nicht zufriedenstellt. Es könnte aber auch sein, dass er einfach nichts Gezieltes mehr tut. Er hängt in der Luft und langweilt sich unendlich. Sucht Befriedigung seines Verlangens nach Sinn auch manchmal mit völlig ungeeigneten Mitteln, durch Ablenkung, Zerstreuung, Abwechslung. Auch Reisen gehört dazu, jene, die im Grunde kein Vergnügen machen, aber man meint, sie hätten irgendeine Bedeutung.

„Ich fahre irgendwohin, ich brauche dringend einen Tapetenwechsel", könnte ein typischer Ausspruch sein von einem Menschen, der vergebens Zufriedenheit im täglichen Leben sucht. Dass eine solche Unternehmung dann nicht zufriedenstellend ist, ist das Risiko. Niedergedrücktheit wechselt mit Hochstimmung?

Auch, aber dafür gibt es noch eine andere Blüte.

Das zeitweilige Hochgefühl tritt bei Wild Oat ein, wenn er glaubt, etwas Sinnvolles getan zu haben. Wenn es dann das nicht war, setzt er sich vielleicht vor den Fernseher oder surft ein bisserl im Internet herum, sucht sich dort einen neuen Partner, eine neuen Job: „Aber ganz was anderes als bisher." Motto: Der erschreckenden Langeweile mit Kurzweil beikommen.

Das Heilmittel WILD OAT

Wenn wir uns in einer Situation befinden, die uns verwirrt, hilft die Blüte Wild Oat einen Weg daraus zu finden. Mit seiner Hilfe können wir zunächst überlegen, dann aber den eingeschlagenen Weg weitergehen. Der Mensch weiß, was er will, er weiß auch, wohin er will, und er hat genaue Vorstellungen.

Seine Wege werden ihn dorthin führen, wo er „sich selbst" findet? Ein heutzutage abgedroschener Begriff: Man findet sich selbst nur sehr selten durch eine einzige außerordentliche Tat, sondern durch kleine tägliche Berichtigungen des Lebensweges, es ist ein Teil der Reifung. Daher wird sich der Wild-Oat-Zustand in jungen Jahren anders bemerkbar machen als bei älteren Menschen, die eher nach innen gewandt verstehen, dass auch die Stürme des Lebens einen Sinn hatten und noch haben.

Im Alltag

Haben Sie gerade eine Zeit, in der Ihnen alles, was Sie tun oder getan haben, so sinnlos vorkommt? Mit einigen Tropfen Wild Oat können Sie sich helfen.

Jedes Gefühl von lähmender Langeweile und Sinnlosigkeit hat einen Wild-Oat-Aspekt in sich.

Ein davon Betroffener könnte sich stundenlang mit Fernsehprogrammen berieseln lassen. Ein Zeitvertreib. Rat- und Vorschläge, die Sie vielleicht anbieten, findet Wild Oat ebenfalls reizlos, und wenn sie ihm vorhalten, er würde nur seine Zeit verschwenden, wird er noch verdrossener, deprimierter.

GENTIAN

Bitterer Enzian

Gentiana amarelle

Those who are easily discouraged. They may be progressing well in illness or in the affairs of their daily life, but any small delay or hindrance to progress causes doubt and soon disheartens them.

Jene, die leicht entmutigt sind. Sie mögen bei Krankheit oder bei den Angelegenheiten des täglichen Lebens auch gute Fortschritte machen, aber jede kleine Hemmung oder Behinderung weiterzumachen, erweckt in ihnen Zweifel und sehr bald entmutigen sie sich.

Es gibt, im Allgemeinen, zwei Vorgehensweisen, um ein Ziel zu erreichen. Eine wäre, sich mit mutiger Entschlossenheit in Bewegung zu setzen und nach und nach eventuell auftretende Hindernisse aus dem Weg zu räumen. Die andere: Man setzt sich einmal hin, studiert die persönliche Kraft und das eigene Können und erwägt passende Mittel, um den einfachsten Weg zu finden, und zwar jenen, der weniger Energie kostet und das Maß an Risiken möglichst herabsetzt.

Gentian tut zweifellos das zweite. Vor Hindernissen hält er ein, stellt sich auf die Situation ein, er muss nicht unbedingt als Held da stehen, möchte aber tunlichst Erfolg haben. Mit dem Kopf durch die Wand ist nicht seine Sache, und wenn er meint, es gebe keine Aussicht auf Erfolg, dann tut er vorerst einmal nichts. Eigentlich ein kluger Schritt.

Im negativen Zustand verwandelt sich diese „Vor-Sicht" nach und nach in vorsichtiges Dauerverhalten, Gentian sieht sofort die Nachteile bei allen Ereignissen und verliert den Schwung. Ein, fast könnte man sagen stereotypischer, Pessimismus macht sich breit, und auch kleine Rückschläge oder Misserfolge bewirken, dass er „es nicht mehr probiert". Sehr leicht fällt der Mensch in Zustände der Frustration, vermittelt manchmal den Eindruck, dass er untätig alles über sich ergehen lässt und gefällt sich sogar in der Rolle eines Schwarzsehers mit der fatalistischen Begleitmusik: „Wirst schon sehen!", was mit schlechten Vorhersagen gewürzt wird. Trifft dann wirklich ein solch Vorhergesagtes ein – und warum nicht, das gibt es –, hört man beinahe Triumph: „Na bitte, hab ich ja gleich gesagt." Was ihn aber nicht zufrieden macht.

Meistens meint Gentian, er sei ein besonderer Unglücksrabe. Das ist nicht ganz von der Hand zu weisen, denn Gentian hat aufgrund seiner pessimistischen Veranlagung anscheinend öfters Pech als andere. Oder er sieht eben nur die Niederlagen. Wird er womöglich von anderen angefeuert, tut er vielleicht etwas, aber nicht sehr überzeugt, und so geht's halt wieder schief.

Das Heilmittel GENTIAN

Es bewirkt, dass man seinen Weg mit der nötigen Vorsicht geht und den richtigen Zeitpunkt abwartet. Bei Rückschlägen wird der Mensch einen weiteren Weg suchen und einigermaßen zuversichtlich es noch einmal probieren. Seine behutsame Wachsamkeit ist keine Schwäche oder Feigheit. Und er nimmt keinen Applaus in Anspruch; vielmehr wird er deswegen bei den anderen oft sehr geschätzt werden.

Im Alltag

Sie stehen im Supermarkt an der Kasse und etwas blockiert die Abfertigung der Kunden?

Wenn Sie meinen, das passiere Ihnen immer – und nur Ihnen – dann brauchen Sie vielleicht ein paar Tropfen Gentian.

Brauchen Sie bei geplanten Abenteuern einen Mitstreiter, der unbekümmert und ohne viel nachzudenken jegliches Wagnis eingeht? Lassen Sie Gentian daheim.

Feuern Sie ihn niemals an, seine Vorgehensweise, um Erfolg zu haben, ist möglicherweise nicht dieselbe, die Sie anwenden würden.

WILLOW

Gelbe Weide

Salix vitellina

For those who have suffered adversity or misfortune and find these difficult to accept, without complaint or resentment, as they judge life much by the success which it brings. They feel that they have not deserved so great a trial, that it was unjust, and they become embittered. They often take less interest and are less active in those things of life which they had previously enjoyed.

Für jene, die schwere Zeiten oder Unglück erlitten haben, und es schwierig finden, dies ohne Klage und ohne Groll anzunehmen, da sie das Leben vorwiegend nach dem Erfolg, den es bringt, beurteilen. Sie haben das Gefühl, dass sie so große Schwierigkeiten nicht verdient haben, dass es ungerecht war, und sie werden verbittert. Oft haben sie wenig Interesse und sind weniger aktiv bei den Dingen im Leben, die sie früher einmal erfreut haben.

Erlittene Ungerechtigkeiten sollten verziehen werden. Nicht nur, weil man religiöse Vorschriften einhalten will, man tut sich selbst nichts Gutes, wenn man immer daran denkt und nicht wirklich verzeiht.

Willow hat wenig Verständnis für jede Art von Unehrlichkeit und Falschmünzerei, und vor allem ist er äußerst sensibel gegen Undankbarkeit. Wenn irgendetwas nicht so abläuft, wie es seiner Meinung nach sein sollte, fühlt er sich schutzlos ausgeliefert, sogar verraten und irgendwie machtlos.

Abschaffen kann man aber solche Vorkommnisse nicht, weder im persönlichen Erleben noch im sozialen Austausch mit den anderen.

Das Gefühl, ein unverdientes Opfer zu sein, kommt auf, auch wenn die Logik eigentlich sagt, dass das „Leben" an und für sich nicht immer und für jeden gleich gerecht sein kann. Willow findet das nicht akzeptabel, erzürnt sich, wird mürrisch, unwirsch und kann auch über Vergeltungsmaßnahmen brüten, die nicht in eine konkrete Tat umzusetzen sind. Er schluckt seinen Zorn also hinunter. Denn seine gute Fähigkeit zu logischen Überlegungen bleibt aufrecht. Das führt dazu, dass der Mensch sich nicht mehr offen beschwert oder sich ausdrücklich wehrt, er verlegt dieses Gefühl von erlittenem Unrecht schließlich ganz in sein Inneres und dort nagt es.

Jedes weitere, vielleicht von den anderen unbeabsichtigte, Gerechtigkeitsvergehen nimmt er als eine gegen ihn gerichtete Gemeinheit wahr, was natürlich nicht stimmt. Aber die Falle ist zugeschnappt. Er kann nicht mehr verzeihen, ist andauernd verbittert und enttäuscht. Einer Enttäuschung liegt wohl eine Täuschung zugrunde. Willow irrt sich, indem er glaubt, nur dann glücklich sein zu können, wenn er keine „Niederträchtigkeiten" mehr erdulden muss. Und was ist mit jenen, die schon passiert sind? Er kann nichts ändern, möchte es aber, und zwar die Vergangenheit. Was ja bekanntlich nicht geht. Nun beginnt er, für alles den anderen die Schuld zu geben. Er ist das Opferlamm und auf der beinahe grotesken Suche nach einem Schuldigen.

Der Zorn wächst, er zieht sich damit zurück, verliert die Freude am Leben. Die Wut sitzt im Bauch. Willow zeigt diese nicht immer nach außen, man bemerkt aber einen gewissen Hang zu Erbitterung, Verdrießlichkeit und stummer Anklage durch unfreundliches Benehmen. Seine mürrische Brummigkeit und schlechte Laune sind oft ein wahres Rätsel für die anderen, und Vorhaltungen verbittern ihn noch mehr.

„Glücklich ist, wer vergisst, was nicht mehr zu ändern ist." Das wird von Willow als zwecklose Phrasendrescherei abgetan, er kann nicht vergessen.

Er versucht es manchmal, und zwar alleine. Vielleicht mit einem oder mehreren Gläschen Alkohol?

Das Heilmittel WILLOW

Es hilft, die im Leben gewiss auftretende Verliererrolle zu akzeptieren, denn man kann nicht immer auf der Gewinnerseite stehen. Sieht Willow sich mit schlechten Erfahrungen, Ungerechtigkeiten konfrontiert, wird eine gute Selbstsicherheit helfen, auch das Gute zu sehen, was vor schweren Enttäuschungen bewahrt, ohne dass er aber die Rolle des „Optimisten in jedem Fall" übernimmt. Er wird sein starkes Verlangen nach Gerechtigkeit der Vorsehung überlassen, einer „höheren Macht". Das beruhigt, er findet wieder Freude am Leben, trotz der unausbleiblichen Schläge des Schicksals oder der Bosheiten, die er von den anderen Mitmenschen wird erleiden müssen.

Im Alltag

Geben Sie die Schuld an einer Ihrer Situationen einem Menschen, der vielleicht gar nicht mehr unter uns weilt? Mit der Hilfe von Willow wird sich der Gram darüber legen und Sie werden selbst etwas tun, um ihre Lage zu verbessern.

Haben Sie jemanden „etwas angetan" und erwarten sich eine offene Aussprache und folgenden endgültigen Frieden? Das wird sehr schwer mit Willow.

Auf Ihre Fragen, was er sich eigentlich wünscht und erwartet, ist eine ehrliche Antwort beinahe unmöglich, eher wird er sich mit seinem Hader wieder in den Schmollwinkel zurückziehen.

WILD ROSE

Heckenrose

Rosa canina

Those who without apparently sufficient reason become resigned to all that happens, and just glide through life, take it as it is, without any effort to improve things and find some joy. They have surrendered to the struggle of life without complaint.

Jene, die ohne ausreichend ersichtlichen Grund bei allem, was geschieht, resignieren und lediglich durchs Leben gleiten, es nehmen, wie es kommt, ohne jegliche Anstrengung, etwas zu verbessern und ein bisschen Freude zu finden. Sie haben den Lebenskampf aufgegeben, ohne Klage.

Sich dem Schicksal anvertrauen ist ein Vorgang, der nicht, wie man meinen könnte, einfach passiv erlebt wird, man muss es tun.

Wild Rose passt sich ganz gut an, auch an auftretende Widrigkeiten, die das Leben bringt. Das Problem beginnt, wenn Wild Rose in schwierigen Situationen keinen Sinn und Zweck mehr darin erkennen kann, er verliert den Glauben und auch das Interesse daran; sein

Schicksal ist besiegelt. Er legt keinen Wert mehr darauf, dagegen etwas zu tun, lässt sich einfach treiben und verbringt seine Tage mit ergebener Schicksalsfügung. Kein Widerstand mehr, kein Kampf, kein Protest, keine Tränen, er gibt auf. Eine Art von „Abschied ans Leben".

Nun haben wir aber unseren Alltag zu bewältigen, man hat immer etwas zu tun. Wild Rose tut das, was er tun soll, ohne viel darüber nachzudenken, aber immer mit dem Hintergedanken, dass „es sowieso keinen Zweck hat".

Anflüge von Interesse verschwinden schnell, und es kommt fast nie vor, dass Wild Rose Hilfe sucht. Bietet jemand eine solche an, hört er sich zwar alles an, befolgt vielleicht auch manchen Rat, aber nicht lange und eher lustlos, und schon gar nicht, wenn er eigene Initiative entwickeln soll, um diesen zu beherzigen.

Das Fläschchen mit den Blüten, das er, auf Anraten natürlich, sogar selbst wollte, wandert beinahe sogleich an einen Aufbewahrungsort und wird dort vergessen. Weil es „sowieso nichts nützt".

Sollte er vor einer Aufgabe stehen, die all seine Kraft und seinen Einsatz fordert, wird er schnell müde und das, so zeigen manche Fälle, sogar körperlich; Leistungen, die seinem Alter und Gesundheitszustand entsprechend leicht auszuführen wären, erschöpfen ihn gänzlich.

Diese Mattigkeit im Wild-Rose-Zustand wird oft übersehen. Es gibt noch andere Blüten, die bei starker Müdigkeit oder Erschöpfung helfen. Sollte mit jenen kein Erfolg eintreten, muss man an die Blüte Wild Rose denken. Jene spezifischen Erschöpfungszustände können sich auch noch nach Jahren zeigen. Eine schwere Phase von negativem Wild-Rose-Zustand bleibt sonderbarerweise oft als Information im Körper.

Anmerkung: Ein Wild Rose mit gleichzeitigem Willow-Problem muss sofort behandelt werden, da diese emotionelle Situation eine Blockierung darstellt, jede Behandlung, was immer sie auch sei, bringt nur ganz wenig oder keinen Erfolg.

Es ist unbedingt notwendig, durch eine ärztliche Untersuchung feststellen zu lassen, dass keine Krankheiten vorliegen. Dieses ist Pflicht vor jeder Behandlung mit Bach-Blüten. Hier ist auch eine Kontrolle angebracht, ob ein Vitamin-/Mineralmangel besteht.

Das Heilmittel WILD ROSE

Es hilft, natürlich auch durch rationales Denken, dem Zustand der Kapitulation nach und nach zu entkommen. Der Mensch bringt sich wieder ins Spiel, erkennt, dass ein wenig Eigeninitiative im „Spiel des Lebens“ wertvoll ist, das Leben wieder lebenswert macht. Er wird nicht unbedingt als Kämpfer auftreten, vielmehr seine guten Eigenschaften beibehalten, was heißt: sich angleichen, wenn nötig sich beugen und auf – im Moment – nicht realisierbare Pläne und Ziele leicht verzichten. Er wird neuen Ereignissen offen entgegentreten, mit Zurückhaltung und immer bereit, sich der Realität zu fügen. Er gibt nach, nicht „klein bei".

Im Alltag

Bei Ihren täglichen Verpflichtungen haben Sie das Gefühl, dass Sie diesen nur mehr wie ein Automat nachkommen, ohne Antrieb. Sie schleppen sich nur so von einer zur anderen? Helfen Sie sich mit ein bisschen Wild Rose.

„So ist es eben, da kann man nichts machen."

Hören Sie genau hin, ist es Klugheit oder eine Kapitulation?

Haben Sie wenig Verständnis für Menschen, die sich zwar manchmal aufraffen, bei ungünstiger Aussicht auf Erfolg jedoch eine Abwartehaltung einnehmen? Lassen Sie sich nicht mit Wild Rose ein. Denn dieser Mensch wird sich erst in Bewegung setzen, sobald die Aussichten besser sind, oder einfach gleichmütig und, wie es scheint, ergeben-untätig das Schicksal walten lassen.

IMPATIENS

Drüsentragendes Springkraut

Impatiens glandulifera

Those who are quick in thought and action and who wish all things to be done without hesitation or delay. When ill they are anxious for hasty recovery. They find it very difficult to be patient with people who are slow, as they consider it wrong and a waste of time, and they will endeavour to make such people quicker in all ways. They often prefer to work and think alone, so that they can do everything at their own speed.

Jene, die schnell in Gedanken und bei Handlungen sind und die wünschen, dass alles ohne Zögern oder Aufschub getan wird. Bei Krankheiten können sie es nicht erwarten, schnellstens wieder gesund zu werden. Sie finden es sehr schwierig, mit Menschen geduldig zu sein, die langsam sind, sie finden das falsch und eine Zeitverschwendung, und sie werden alle Mittel anwenden, um diese anzutreiben. Sehr oft ziehen sie es vor, alleine zu arbeiten und zu denken, denn so können sie alles in ihrer eigenen Geschwindigkeit tun.

Impatiens ist schnell, ganz egal ob es darum geht, etwas zu verstehen, etwas zu tun oder zu reagieren.

Auch Ärger, Zornesausbrüche kommen blitzartig, vergehen aber genauso schnell wieder, denn Impatiens hat einfach keine Zeit, sich lange damit aufzuhalten. Geschwindigkeit ist nicht das Problem von Impatiens, er will und kann sich nicht bremsen und lässt dies auch bei anderen nicht zu.

Jede Handlung sollte aber zunächst einmal, wenn auch kurz, überlegt werden, und das wird zum Problem für Impatiens: Man tut etwas sofort, ohne viel zu überlegen, schießt über's Ziel hinaus oder verfehlt es gänzlich. Dann muss man es noch einmal machen, eine wahre Nervenprobe!

Autoschlangen, Verkehrsbehinderungen, auch nur die rote Ampel bringen Impatiens im Auto bis zur Weißglut, und er wird versuchen, auch mit völlig irrationalen Aktionen, diese zu umgehen. Als Mitfahrer ist er auch nicht der Ruhigste!

Sich anstellen und warten, bis er drankommt, findet er empörend, und er wird seinem Unmut unverzüglich Ausdruck verleihen. Unpünktlichkeit von anderen wird nicht geduldet, man hat ja keine Zeit zu warten.

Geduldig ist dieser Mensch nicht. Schon gar nicht mit Mitmenschen, die langsamer sind. Bevor sie etwas lange erklären, tun sie es lieber selber, am besten mehrere Dinge auf einmal, und man fragt sich oft, warum das auch geschieht, wenn eigentlich genug Zeit wäre, es ein wenig gefasster zu nehmen.

„Gib schon her, ich mach das schon", hört man oft, und somit übernimmt Impatiens fortwährend zahlreiche Aufgaben, die eigentlich ein anderer hätte machen können. Mit diesen Obliegenheiten rennt er weiter und merkt plötzlich, dass hinter ihm niemand mehr ist, er ist alleine. Das schmerzt manchmal, aber ein echter Impatiens-Mensch wird es häufig vorziehen, selbst und alleine die Dinge zu erledigen.

Ein Mensch der immer „unterwegs" ist, sich keine oder wenig Ruhe gönnt, verbraucht ziemlich viel Energie, die er mittels „Energiespendern" in Form von Zwischenmahlzeiten zurückzuholen versucht, aber das soll auch schnell gehen und möglichst nebenbei. Einschlägige Energy Drinks, Süßigkeiten, Schokolade sind sehr beliebt und auch meistens zur Hand.

Akute Impatiens-Zustände erleben wir, wenn wir unter Zeitdruck etwas erledigen müssen, es geht vielleicht alles ziemlich durcheinander.

Das Heilmittel IMPATIENS

Es hilft, ein besseres Vorgehen zu bewerkstelligen, nämlich „Eile mit Weile", als sich überstürzt in alles hineinzuwerfen. Wenn auch schnell entschlossen, werden Entscheidungen nach und nach getroffen. Dennoch wird dieser Mensch bestimmt einen besonders zügigen und regelmäßigen Rhythmus beibehalten.

Seine besondere Gabe, schnellstens zu reagieren, ist in manchen Situationen wirklich hilfreich und bleibt bestehen. Und wenn jemand nicht gleich antwortet, kann er ziemlich aufgebracht reagieren. Bremsen kann man einen solchen Mitmenschen nicht oder nur sehr schwer.

Im Alltag

An manchen Tagen könnte man aus der Haut fahren! Ein dringendes E-Mail wird nicht beantwortet, der Abflug zum zweiten Mal verschoben, der fünfjährige Sohn kann (oder will) sich noch immer nicht alleine anziehen und die Straßenbahn kommt nicht und nicht daher!

Mit Impatiens werden Sie ein wenig abwarten können.

Haben Sie einen Termin mit Impatiens? Seien Sie unbedingt pünktlich!

Manchmal kommt er aber bemerkenswerterweise zu spät, und zwar wenn er ein paar Minuten früher da war. Warten kann er nicht – er hat inzwischen etwas anderes erledigt.

OLIVE

Olive

Olea europea

Those who have suffered much mentally or physically and are so exhausted and weary that they feel they have no more strength to make any effort. Daily life is hard work for them, without pleasure.

Jene, die geistig oder körperlich sehr gelitten haben und so erschöpft und müde sind, dass sie das Gefühl haben, keine Kraft mehr zu haben, noch irgendeine Anstrengung zu machen. Das tägliche Leben ist schon harte Arbeit für sie, ohne Freude.

Sehr müde sind oder werden wir, wenn wir längere Zeit unter Überbelastung stehen, ob dies nun körperliche Anstrengungen oder auch emotionelle Stresssituationen sind. Der emotionelle Druck kann verschiedene Gründe haben, wie zum Beispiel zu große Anforderungen bei der Arbeit, Kummer, Sorgen um die Zukunft oder Enttäuschung und Frustration, weil man sich in einer Lebenssituation befindet, die nicht zufriedenstellt, da sie ein ewiges Verzichten-Müssen, auch auf die kleinen Freuden des Alltags, fordert.

Ein Olive-Aspekt ist jener Teil unseres Gefühlslebens, der in solchen schwierigen Situationen einfach sagt „Ich kann nicht mehr!". Die Müdigkeit ist eigentlich ein schwerer Erschöpfungszustand, gegen den man fast nichts tun kann, außer genügend zu schlafen. Das hilft sicher bei körperlicher Kraftlosigkeit, man tankt wieder Energie und macht weiter. Mit der Zeit befindet man sich aber in einem Zustand, in dem auch leichte Arbeiten, kleinere Verpflichtungen und sogar tägliche Routinehandlungen, wie vielleicht Zähneputzen oder Ähnliches, schon Kraft und Überwindung kosten.

Es ist, als wäre der Mensch ständig in der Reserve, und oft hört man nur mehr den Wunsch nach Ruhe, nach Schlaf, nach Urlaub, nach Nichtstun.

Genau besehen, ist ein solcher Zustand zu vergleichen mit der erforderlichen körperlichen Erholung, die man nach einer langen oder schweren Erkrankung braucht und die mit Rekonvaleszenz bezeichnet wird. Man ist zwar nicht mehr krank, dennoch ist man geschwächt und muss sich wiederherstellen. Eine gewisse Schonzeit ist angebracht.

Das gilt auch für Olive-Zustände. Wenn emotionelle Belastungen nicht mehr verkraftet werden, wird jede weitere Anforderung zur Zentnerlast. Man muss sich aber trotzdem aufraffen, macht weiter und möchte doch nur mehr ausruhen.

Olive ist todmüde und schleppt sich lustlos durch den Alltag.

Der Olive-Zustand ist oft eine Begleiterscheinung bei jungen Menschen, die gerade den normalen „Generationenkampf“ ausfechten. Eine Hilfe mit der Blüte kann die Anstrengung, sich auf die eigenen Beine zu stellen, unterstützen; der Zustand ist in diesen Fällen eher unterschwellig zugegen, nach außen hin kämpft der Mensch zwar und oft sehr energisch, hat aber Momente der totalen Unlust, verschläft manchmal ganze Tage, zur Verdrießlichkeit der Eltern, die dafür keinen Grund sehen.

Es gibt solche Zustände, die von einer momentanen, akuten Überbeanspruchung hervorgerufen werden. Dafür gibt es noch eine Blüte, die mit Stress im Allgemeinen etwas zu tun hat. Auch reine mentale Müdigkeit, die mit Schlaf nicht gelindert wird, gehört zu einem anderen Blüten-Bild.

Und dass ein Mensch, der, da er von Natur aus schnell und ungeduldig ist, unermüdlich durchs Leben jagt, von Zeit zu Zeit nicht mehr kann, liegt auf der Hand.

Das Heilmittel OLIVE

Es hilft, seine Kräfte einzuteilen, und diese vorsichtig dann einzusetzen, wenn es verlangt wird. Ruhepausen werden vielleicht öfter notwendig sein und auch eingehalten, anstrengende Unternehmungen, wie zum Beispiel lange Reisen, wird sich Olive gut überlegen und fallweise schon von vorneherein ablehnen, weil er weiß, dass sie über seine Kräfte gingen.

Im Alltag

Denken Sie schon am Montag in der Früh nur mehr ans kommende Wochenende, das Sie nur verschlafen möchten? Denken Sie auch an die Hilfe von Olive.

Möchten Sie nach einem langen Arbeitstag noch einen Spaziergang machen, ins Kino, ins Theater oder zu einer Tanzveranstaltung gehen? Olive wird Ihnen wahrscheinlich vorschlagen, zu Hause eine bisschen Musik zu hören oder eventuell ein DVD anzuschauen, bequem hingestreckt auf dem Diwan.

Geschenke wie ein Abonnement für das Fitnesscenter oder das Schwimmbad sind nicht gerade das Richtige für Olive.

OAK

Stieleiche

Quercus robur

For those who are struggling and fighting strongly to get well, or in connection with affairs of their daily life. They will go on trying one thing after another, though their case may seem hopeless. They will fight on. They are discontented with themselves if illness interferes with their duties or helping others. They are brave people, fighting against great difficulties, without loss of hope or effort.

Für jene, die sich sehr anstrengen und kämpfen, um gesund zu werden, oder bei Anforderungen, die das täglichen Leben stellt. Sie werden weitermachen, eine Sache nach der anderen versuchen, auch wenn die Situation vielleicht hoffnungslos aussieht. Sie kämpfen weiter. Sie sind sehr unzufrieden, wenn eine Krankheit sie von ihren Pflichten abhält oder sie dabei behindert, anderen eine Hilfe zu sein. Es sind tapfere Menschen, die gegen große Schwierigkeiten ankämpfen, ohne die Zuversicht oder ihre Beharrlichkeit zu verlieren.

Dieser Mensch zeichnet sich dadurch aus, dass sich hohe Konzentrationsfähigkeit mit einem starken Willen verbindet. Stresssituationen erträgt er sehr gut. Bei Schwierigkeiten gibt er nie auf. Wenn eine Situation auch den anderen aussichtslos erscheint, wird Oak noch immer etwas tun, um sie zu meistern. Er hält durch. Ausdauer und auch Kraft sind seine Stärken, welche Höchstleistungen erlauben.

Wenn nun diese Veranlagung dahin führt, dass er zu keiner „Rücksicht" mehr fähig ist und nur mehr das Ziel vor sich sieht, dann haben wir es mit einem negativen Oak-Zustand zu tun. Diese fehlende Rücksichtnahme kommt vor allem sich sich selbst gegenüber zum Ausdruck, er muss weiter und vollenden. Das passiert nicht unbedingt mit Eile, er muss nur alles zu einem guten Ende bringen. Er gibt nicht nach, nicht auf, und wenn ihn die Kräfte verlassen oder sich etwas als aussichtslos erweist, wenn er eine Lage einmal falsch eingeschätzt hat, wird er das nicht zugeben, er akzeptiert keinen Fehlschlag. Man könnte ihn als stur bezeichnen.

Er hat etwas übernommen und will erfolgreich sein. Der Gewinner! Manchmal weiß er selbst nicht mehr, was die Trophäe eigentlich sein soll.

Ausschlaggebend für einen negativen Oak-Zustand sind zwei Aspekte: Erstens ist er fest davon überzeugt, dass kein anderer all das machen kann, was er tut. Zweitens macht er alles ohne Frohsinn, ohne echte Begeisterung. Mit großer Verantwortung trägt er die meist sich selbst aufgelegten Bürden weiter, alleine, verbissen und einigermaßen verkrampft.

Nun sind diese Menschen absolut nützlich, wenn es darum geht, einen verfahrenen Karren wieder in Schwung zu bringen. Sie sind auch sehr beliebt, vor allem bei denjenigen, die gerne auf andere alles abwälzen. Lob und Schulterklopfen erfreut Oak im negativen Zustand natürlich nicht mehr so sehr.

Sollte Oak dank der Hilfe der Blüte dann doch einmal sagen „Gut, Herrschaften, jetzt seid ihr dran, ich leg' mich eine Stunde nieder", kann das zu Vorhaltungen führen, und im negativen Oak-Zustand wird der Mensch seine letzten Kräfte mobilisieren, sich wieder unters Joch begeben und wieder unter Leistungsdruck und Pflichtzwang gerät.

Anmerkung: Ein Endzweck vor Augen und diesen unter allen Umständen und mit jedem Mittel erreichen zu wollen, verhindert manchmal das so unbedingt angestrebte Ergebnis. Will man das trotzdem tun, besonders wenn es um bemerkenswerte Leistungen geht, und man ist emotionell oder körperlich nicht in der Lage, diese zu erbringen, könnte sogar der Körper nachgeben und „schlapp machen"; im Oak-Zustand bewirkt dies Verspannung. Hier hilft eigentlich nur: Entspannung, das Ziel vergessen, sich ablenken.

Das Heilmittel OAK

Es hilft, Verspannungen (auch körperliche Muskelverspannung) abzubauen, weniger unnachgiebig zu sein und die Neigung, Verantwortung zu übernehmen, wird nicht mehr zum Zwang. Eine besondere Willenskraft und Durchhaltefähigkeit bleibt. Manchmal wird der Oak-Mensch jedoch einsehen, dass er die Grenze seiner Leistungsfähigkeit erreicht hat und innehalten. Dann nimmt er seinen beharrlichen Kampf wieder auf, denn das gehört zu seiner Natur, jedoch tut er das mit wiedergewonnener Freude.

Im Alltag

Sie sind ein verantwortungsbewusster Mensch, der seine Rolle in der Gesellschaft vollkommen erfüllt und keine Mühe scheut, um ans Ziel zu kommen. Werden Sie bei einem Rückschlag oder Misserfolg ziemlich deprimiert und verlieren sogar die Lust, ihre Aufgaben wieder mit dem gewohnten Elan anzugehen? Dann benötigen Sie Oak. Die Blüte hilft, sich eine kleine Ruhepause zu gönnen, sodann geht's wieder fröhlich weiter!

Brauchen Sie einen Menschen, der nie die Hoffnung verliert, der auch endlose und schwierige Arbeiten beharrlich erledigt, das alleine tut und dafür die Verantwortung übernimmt? Nehmen Sie Oak ins Team.

Wollen Sie hingegen einen, der, obwohl noch keinen Schritt weitergekommen, den Computer ausschaltet, das Licht abdreht und mit Ihnen etwas trinken geht?

Oak wird das nicht tun. Er macht zwar das Büro zu – nimmt sich die Arbeit aber mit nach Hause.

SCLERANTHUS
Einjähriger Knäuel
Scleranthus annus

Those who suffer much from being unable to decide between two things, first one seeming right then the other. They are usually quiet people, and bear their difficulty alone, as they are not inclined to discuss it with others.

Jene, die sehr unter ihrer Unfähigkeit leiden, zwischen zwei Dingen zu wählen, zuerst scheint ihnen das eine richtig, dann das andere. Gewöhnlich sind es ruhige Menschen, die ihre Schwierigkeiten alleine ertragen, und sie neigen nicht dazu, diese mit anderen zu besprechen.

Entscheidungen werden von Scleranthus erst nach reiflicher Überlegung getroffen. Er analysiert die Situation ausgiebig und bedenkt alle Vor- und Nachteile. Nun ist es einleuchtend, dass das Ergebnis jeder Entscheidung zumindest zwei Seiten hat, eine gute und eine schlechte. Meistens gibt es Vermischungen dieser zwei Aspekte und Scleranthus überlegt wieder, was wohl das Richtigere sein könnte. Dank seiner analytischen Begabung sieht er sofort beide Seiten und dank seiner Neigung, alles alleine für sich auszuknobeln, fragt er fast nie jemanden um seine Meinung.

So kommt es im negativen Blütenbild zu einer Form von Entscheidungsschwäche, die bis zur totalen Unentschlossenheit gehen kann. Der Mensch ist dauernd hin- und hergerissen. Es bieten sich immer wieder mehrere Möglichkeiten an, er kann auch eine Vorwahl treffen, aber beim letzten Entweder-Oder wird er unsicher – weil er wieder darüber nachdenken muss, welche Entscheidung wohl die beste ist. Er kann sich schwer oder überhaupt nicht auf seinen „Instinkt" verlassen. Er will das auch nicht. Sollte er schließlich doch eine Wahl getroffen haben (vielleicht war er dazu gezwungen), gerät er wieder in seine gedanklichen Nachforschungen: „Und wenn ich das andere getan hätte?"

Überlegen, bevor man einen Entschluss fasst, ist absolut lobenswert. Bei Scleranthus wird die Situation brenzlig, denn er trifft diesen erst nach einiger Zeit und sehr oft zu spät. Natürlich ist er nicht sehr angetan davon, kann aber nicht aus seiner Haut heraus. Innere Spannungen sind unausweichlich, und was passiert, wenn diese zu groß werden? Scleranthus entscheidet vorläufig und immer mit dem Hintergedanken, alles wieder rückgängig machen zu können. Er will sich eine Tür offenhalten. Denn eigentlich möchte er beides: Die Taube auf dem Dach und den Spatz in der Hand. Genau besehen kann er nicht gut verzichten.

Er plant vor und erwägt alle Spielarten und deren Konsequenzen; man könnte ihn für unzuverlässig und wenig diszipliniert halten, da er selten mit seiner Wahl zufrieden ist. Seine „Bewegungen“ haben etwas „Unkoordiniertes“ an sich und er leidet selbst sehr darunter.

Auch bei alltäglichen Entscheidungen tut er sich schwer; kauft er zum Beispiel nach gründlicher Überlegung etwas, tauscht er es später oft um.

Die „andere Seite“ von Scleranthus ist seine Beweglichkeit. Er kann sich neuen Umständen gut anpassen. Er schlängelt sich geschickt durch alle Kurven. Im negativen Zustand macht er das auch, wenn sich ein gerader Weg anbietet. Oft ist sein Kopf voll von Alternativen, und Situationen, die Wahlmöglichkeiten beinhalten, sind für ihn und die Mitmenschen eine Qual. Im Restaurant, zum Beispiel, haben schon alle bestellt, Scleranthus brütet noch über der Speisekarte; auch versierte Oberkellner verlieren langsam ihre geschätzte Geduld, weil dieser Mensch schon zweimal seine Bestellung geändert hat.

Das Heilmittel SCLERANTHUS

Es hilft, die typische Konzentrationsfähigkeit, welche diese Menschen auszeichnet, dazu zu nutzen, die Folgen einer Entscheidung ins Kalkül zu ziehen. Er wird jedoch nicht so lange nachdenken, bis es zu spät ist. Einmal entschieden, wird er dabei bleiben. Scleranthus, immer aufgeschlossen allem Neuen gegenüber, wird ein Ziel ins Auge fassen und dranbleiben, auch wenn er sich wahrscheinlich eine Möglichkeit der Änderung offen lässt. Logische Überlegungen stehen im Vordergrund, bringen ihn aber nicht in ein gedankliches Durcheinander, wenn eine schnelle Entscheidung notwendig ist.

Im Alltag

Sie müssen sich bis morgen entscheiden, ob Sie die größere oder die kleinere Wohnung mieten wollen. Der Makler setzt Sie unter Zeitdruck, es gibt noch andere Anwärter. Mit einem Glas Wasser und ein paar Tropfen Scleranthus werden Sie zwar die schwachen Stellen beider Angebote abwägen, aber dann doch, zeitgerecht, die Nachteile von einem der beiden in Kauf nehmen.

Wenn Sie mit jemandem einen Treffpunkt ausmachen wollen, und das aus praktischen Gründen schon geraume Zeit vorher, dann nicht mit Scleranthus. Erstens wird es an und für sich schon langwierig sein, ihn dazu zu bringen, einer genauen Uhrzeit und einem bestimmten Ort zuzustimmen, er wird nicht kommen, oder, wenn es gut geht, im letzten Augenblick anrufen und mitteilen, er sei ganz woanders und man solle bitte nicht auf ihn warten. Kurzfristige Änderungen eines Planes sind für ihn kein Problem, er findet das sogar gut.

Brauchen Sie einen vorzüglichen Schachpartner? Laden Sie Scleranthus ein, rechnen Sie aber damit, dass er Sie matt setzt.

ROCK WATER

Wasser aus heilkräftigen Quellen

Those who are very strict in their way of living: They deny themselves many of the joys and pleasures of life because they consider it might interfere with their work. They are hard masters to themselves. They wish to be well and strong and active, and will do anything which they believe will keep them so. They hope to be examples which will appeal to others who may then follow their ideas and be better as a result.

Jene, die streng ihre Lebensweise einhalten: Sie verweigern sich selbst viele Freuden und Vergnügungen im Leben, weil sie dies als eine Behinderung bei ihrer Arbeit ansehen. Sie sind sehr streng mit sich selbst. Sie wünschen gesund, stark und aktiv zu sein, und haben den Wunsch alles zu tun, wovon sie glauben, es wird sie so erhalten. Sie hoffen, ein Vorbild für andere zu sein, das diese als Anregung nehmen, ihren Ideen zu folgen und sich deshalb verbessern können.

Aufrecht und willensstark schreitet Rock Water einher, hält Regeln ein und ist nicht zu Kompromissen bereit. Im Leben müssen wir aber stets mit Veränderungen rechnen, und es geht nicht immer ganz korrekt zu, es gibt gelegentlich einiges Kunterbuntes. Dieses Durcheinander, die „Unordnung", wie Rock Water es bezeichnet und erlebt, ist ihm ein Gräuel. Ungenaue Grauschattierungen mag er nicht, er will entweder schwarz oder weiß. Er versucht, dem Leben mit Vernunft, rationaler Denkweise und Dogmatik entgegenzutreten, ist jedoch aufgrund seiner Anlage zu idealistischer, beinahe romantischer Betrachtungsweise gegen Einflüsse von außen nicht ganz gefeit. Hat er sich zu einer bestimmten Verhaltensweise entschlossen, dann kann man ihn nicht davon abbringen. Er wird nicht versuchen, diese auch den anderen Menschen aufzuzwingen, das heißt genau, er tut es nicht mit Gewalt, nicht offensichtlich. Unterschwellig vermittelt er aber den Eindruck, dass es auch für die anderen gut wäre, wenn sie seine Regeln befolgten. Man hat ständig ein Vorbild vor sich. Eine „Vaterfigur", wenn man so sagen will, der seine Kinder mit strenger Liebe und beispielhafter Korrektheit zur Ordnung ruft.

Nach und nach wird das Leben von Rock Water eine Ansammlung von selbstauferlegten Ge- und Verboten. Alles, was in seinen Augen nicht ordnungsgemäß ist, wird ausgeschlossen. Er verzichtet auch auf Dinge, die vielleicht nicht gerade mustergültig sind, aber, allgemein betrachtet, „das Leben ein bisschen schöner machen". Sich von Zeit zu Zeit anpassen, auch kleine Abstecher ins chaotische Dasein sind ja keine Katastrophe – für Rock Water schon. Er wird immer steifer, unbeweglicher, härter, vor allem mit sich selbst.

Nun sind solche untadeligen und fest überzeugten Menschen keiner Korruption unterlegen, wie immer diese auch aussehen mag. Ein besonders wertvoller Zug, der die Mitmenschen in Staunen und sogar Bewunderung versetzt. Man kann sie leicht in der Rolle eines Lehrmeisters, eines Anführers von Körperschaften finden, wo sie als „Wegweiser“ unbeirrt ihren Weg gehen und nachgefolgt werden (wollen). Ein „Heiliger“? In einem gewissen Sinne, ja. Nur sind die wahren so Tugendreinen heiter und zufrieden. Im sehr negativen Rock-Water-Zustand ist es der Mensch nicht mehr.

Das Heilmittel ROCK WATER

Es hilft, Nachsicht anzuwenden, wenn es Sinn hat. Wenn der Mensch sich auch niemals verstellt und keiner Bestechung Gehör verleiht, wird er bei Fehlern der anderen milder sein, dabei jedoch freundlich aber bestimmt merken lassen, dass er „so etwas“ nicht oder anders machen würde. Sich selbst gegenüber wird er ebenfalls etwas Güte und Nachgiebigkeit walten lassen, allerdings bestimmten Prinzipien, vor allem moralischen, auf keinen Fall abtrünnig werden.

Im Alltag

Gibt es Tage, an denen Sie, vor allem um eiserne Selbstdisziplin bemüht, meinen, dass Sie sich nichts gönnen dürfen, und Sie werden etwas verdrießlich? Mit Rock Water wird der Verdruss im Rahmen bleiben. Vielleicht gestatten Sie sich selbst sogar einen kleinen „Ausrutscher" und werden jene, die die anderen machen, nicht in Bausch und Bogen verurteilen.

Brauchen Sie einen Menschen, dessen Ziele ehrenwert sind und bei dem Sie sich darauf verlassen können, dass er diese nie verraten wird? Rock Water wäre der Richtige.

Fällt es Ihnen manchmal auf die Nerven, wenn eine starke Tendenz zu Märtyrertum, einseitigem rationalen Denken und Unnachgiebigkeit, zu Selbstkasteiung (zum Beispiel strenge Diätregeln) beharrlich vorgeführt werden? Das wird bei Rock-Water-Menschen vorkommen.

CRAB APPLE

Holzapfel

Malus pumila

This is the remedy of cleansing. For those who feel as if they had something not quite clean about themselves. Often it is something of apparently little importance: in others there may be more serious disease which is almost disregarded compared to the one thing on which they concentrate. In both types they are anxious to be free from the one particular thing which is greatest in their minds and which seems so essential to them that it should be cured. They become despondent if treatment fails. Being a cleanser, this remedy purifies wounds if the patient has reason to believe that some poison has entered which must be drawn out.

Dies ist das Heilmittel des Reinigens. Für jene, die sich so fühlen, als hätten sie irgendetwas Unreines an sich. Häufig geht es um eine scheinbare Kleinigkeit, in anderen Fällen kann es eine ernstere Erkrankung sein, die jedoch fast nicht beachtet wird, im Vergleich zu einer Sache, auf die sie sich konzentrieren. In beiden Fällen sind sie bestrebt, von dieser speziellen Sache befreit zu sein, von jener, die ihre Gedanken am meisten beschäftigt, von der sie kuriert zu werden wünschen. Sie werden mutlos, wenn die Behandlung fehlschlägt. Als Säuberungsmittel reinigt diese Heilmittel Wunden, falls der Patient Grund zur Annahme hat, dass irgendein Gift in seinen Körper eingedrungen ist und das wieder heraus muss.

Zufrieden ist Crab Apple erst, wenn er seinen Bedürfnissen auf Ordnung und Reinheit gerecht geworden ist.

Das bezieht sich nicht nur auf äußere Dinge, bei denen er keine Schlamperei oder Schmutz duldet und sich erst wohlfühlt, wenn alles blitzsauber und an seinem Platz ist. Auch seine emotionelle Sphäre soll makellos sein.

Aufgrund seiner Neigung, sich leicht beeinflussen zu lassen, beachtet er in erster Linie allgemeine Regeln und Vorschriften, was ihm das gute Gefühl gibt, sein Leben ordnungsgemäß eingerichtet zu haben.

Jede Abweichung stört ihn sehr, und er wird nicht nur den anderen zeigen wollen, dass er in keinem Saustall verweilt und einen solchen auch nicht verkraften kann, er verlangt es hauptsächlich von sich selbst.

Er braucht das Gefühl, makellos und perfekt zu sein. Tadellos. Keinem Tadel ausgesetzt. Sich keines Vergehens schuldig zu machen, wird langsam zu einem Zwang. Unter dem Bild der „Schuldgefühle" haben wir schon eine andere Blüte. Oft werden jedoch solche Zustände im Crab-Apple-Zustand übersehen. Es geht hier um den dringenden Wunsch, „vor den anderen" rein dazustehen, nach dem Motto: „Was würden die von mir denken, wenn …?" Kurz gesagt, er kann es nicht ertragen, wenn ihn jemand für unsauber hält. Er braucht die unbedingte Hochschätzung der anderen. Allein die Idee, jemand denke vielleicht, er wäre nicht anständig, kann ihn sogar in eine ziemlich depressive Stimmung versetzen.

Wenn nur das tägliche Leben immer so stubenrein wäre! Man hat mit jeder Art von „Schmutz" zu tun. Das führt im extrem negativen Zustand des Blütenbildes zu fortwährender Besorgnis, „angesteckt" zu werden. Crab Apple wird seinen Alltag nur dann erträglich finden, wenn er sich ununterbrochen waschen, krampfhaft jedem Staubflöckchen den Kampf ansagen und alles desinfizieren kann.

Gesellschaft von zweifelhaftem Ruf oder gar schlechtem Einfluss meidet er. Er will mit „solchen Dingen" nichts zu tun haben.

Nun ist es aber passiert: Man hat sich beschmutzt. Ob das nun tatsächlich der Fall ist oder nur sittlich-moralisch gesehen, ist einerlei. Crab Apple wird zum Tyrann, auch anderen gegenüber, von denen er ebenfalls Sauberkeit und Ordnung verlangt, aber vor allem sich selbst gegenüber. Die Blüte wirkt beim Letztgenannten.

Das Heilmittel CRAB APPLE

Es hilft, mit dem klar gespürten Gefühl der Unvollkommenheit umgehen zu können, welches bei Abweichungen von Vorschriften und Sittenregeln bei diesen Menschen leicht entsteht.

Diese Gebote, im negativen Zustand unreflektiert übernommen und blindlings eingehalten, werden einer individuellen Prüfung unterstellt, und der Mensch „emanzipiert sich“ sozusagen. Und zwar dahingehend, dass er stets seine eigenen, wahrscheinlich auch strengen Vorschriften einhalten wird und nicht nur die der Obrigkeit. Doch ein in diesem Sinne ordentliches Verhalten ist wesentlich für Crab Apple. Sollte ihm ein Fehltritt, eine Entgleisung passieren, wird er sehr bald wieder auf seinen geraden Pfad der Anständigkeit zurückfinden und jene, die sich nicht auf diesem befinden, zwar dulden, ihnen aber ausweichen.

Anmerkung: Dr. E. Bach spricht bei Crab Apple von einem „Mittel zur Reinigung". Er sagt sogar, dass es Wunden reinigt. Fallen Sie bitte nicht in die falsche Auslegung, Crab Apple könnte eine Wunde rein physisch desinfizieren, achten Sie vielmehr auf den Zusatz Dr. Bachs: „falls der Patient Grund zur Annahme hat, dass irgendein Gift in seinen Körper eingedrungen ist und das wieder heraus muss."

Das Mittel behandelt also das Gefühl von Unreinheit und hier setzt die „Säuberung" ein.

Crab Apple im Einsatz von Raumsprays, als Zusatz von Waschwasser, bei Behandlung von Hautausschlägen (es gibt heute viele Varianten zum falschen Einsatz von Crab Apple) hat nur dann Sinn, wenn der damit in Berührung kommende Mensch im oben beschriebenen Blüten-Bild ein Problem hat. Versuche, Crab Apple einfach als Zusatz bei Desinfektionsmittel oder Heilsalben zu verwenden, werden unweigerlich fehlschlagen.

Im Alltag

Befällt Sie von Zeit zu Zeit ein richtiger Putzfimmel oder starker Ekel, zum Beispiel vor öffentlichen Toiletten?

Probieren Sie's mit ein paar Tropfen Crab Apple. Natürlich immer mit Hinblick auf einleuchtende Reinlichkeitsbedürfnisse werden Sie es ertragen, dass sich nicht jeder Besucher schon vor der Wohnungstür die Schuhe auszieht, im zweiten Fall das stille Örtchen aufsuchen, wenn es keine Alternative gibt.

Irritiert es Sie, wenn Sie bei einer gemütlichen Mahlzeit sitzen und einer in der Tischrunde nach der Suppe schon aufsteht und die Teller abwäscht, weil „sonst alles anklebt"?

Versuchen Sie, großzügig darüber hinwegzusehen, das tut Crab Apple.

Die Blüte hilft auch bei Neigung zu Pedanterie und Kleinlichkeit und starker Abhängigkeit von der „guten Meinung" anderer Menschen.

CHICORY

Wegwarte

Cichorium intybus

Those who are very mindful of the need of others (and) they tend to be over-full of care for children, relatives, friends, always finding something that should be put right. They are continually correcting what they consider wrong, and enjoy doing so. They desire that those for whom they care should be near them.

Jene, die sehr achtsam für die Bedürfnisse der anderen sind und die dazu neigen, sich überaus fürsorglich Kindern, Verwandten und Freunden gegenüber zu verhalten und immer etwas finden, das in Ordnung gebracht werden müsste. Unaufhörlich korrigieren sie, was sie für falsch halten, und sie genießen es, sich so zu verhalten. Sie begehren, dass diejenigen, um die sie sich kümmern, in ihrer Nähe sind.

Das Bedürfnis nach Liebe und sie zu verschenken ist unbestreitbar und jeder Mensch kennt es. Damit ist auch der Wunsch, die Suche und die Bereitschaft zu einer Verbindung, „Vereinigung" einbezogen. Das kann sich auf ein Lebewesen, doch auch auf eine unbelebte Entität beziehen (man kann auch seine Bibliothek, seine Briefmarkensammlung lieben). Der Zusammenschluss macht glücklich. Die Bücher, die Briefmarken sind da, nicht irgendwo in der Welt.

Brauchen wir, um zu lieben, die Präsenz des Liebesobjektes?

Ja, das ist besser. Bei Dingen, Objekten, die wir lieben, ist es einleuchtend, diese Frage mit ja zu beantworten. Ihre Anwesenheit an sich ist der uns entgegenkommende, der „gebende" Teil.

Wie ist das nun mit einem Liebes-„Subjekt", mit einem anderen Menschen? Das Zusammenkommen von zwei Menschen wird möglich, wenn beide mit „Geben und Nehmen" einverstanden sind, zusammenarbeiten, wenn es abwechselnd eine aktive und eine passive Kraft gibt. Hier beginnt eine gefährliche Gratwanderung. Die Liebe hängt am seidenen Faden und könnte andererseits, das heißt von der anderen Seite gesehen, gleichzeitig zum Damoklesschwert werden.

Der Chicory-Typ übernimmt vorwiegend den aktiven Teil. Er wird all seine physischen und intellektuellen Fähigkeiten einsetzen, um das Ziel zu erreichen, und möchte, verständlicherweise, dass vom Partner eine Antwort, eine Zustimmung auf diese aufgebotene Energie kommt. Kommt diese nicht, das heißt auch, dass sie vielleicht zuerst einmal eintrat, aus irgendwelchen Gründen aber nicht mehr zu erlangen ist, verliert Chicory buchstäblich das Maß und Ziel und macht weiter mit erhöhten Anstrengungen, beginnt auch, seine Erwartungen in die Höhe zu schrauben. Die Schlinge von Chicory legt sich langsam aber unerbittlich um den Hals des auserwählten Opfers.

Das Spiel beginnt: „Ich liebe dich, ich tue alles für dich, du musst aber …" Es wird zu einem Geschäft. Es geht nicht mehr nur um „Geben und Nehmen", was bei einer Beziehung selbstredend ist. Es wird vielmehr eine Bezahlung, fast könnte man sagen eine „Wiedergutmachung" gefordert. Das Abschlittern in den negativen Chicory-Zustand geht unterschwellig und unbemerkt vor sich, und das Tragische an dem Vorgang ist, dass es weder Chicory selbst noch dem Mitspieler bewusst wird.

In die Beziehung schleicht sich Erpressung ein. Chicory erpresst schlicht und einfach mit hohen Motiven, wie Freundschaft, Zuneigung, Liebe und Aufopferung.

Haben Sie bemerkt, dass es eigentlich um einen Machtanspruch geht? Das ist auch der Grund, aus dem sich Chicory nicht für alle aufopfert (das wäre eine andere Blüte), sondern nur für jene, die greif- und kontrollierbar sind, das heißt vorwiegend anwesend. Entwischt der Beteiligte der Kontrolle, hat Chicory noch einiges auf Lager: Tränen, Unwohlsein, Krankheiten, die den anderen in Alarm versetzen sollen. „Wenn du nicht da bist, geht's mir so schlecht!“ Bei echten Krankheiten trudeln zuverlässig beunruhigende Berichte ein: „Bin beinahe gestorben!“ Verschönt und aufgeputzt mit „Ich sehne mich so nach Dir! Ich werde Dich nie vergessen!“ Das sind nett verpackte aber deutliche Drohungen, im Klartext: „Also her mit Dir! Wie kannst du es wagen, mir so etwas anzutun, wo ich dich ja so liebe!“ Freitodandrohungen sind auch beliebt.

Man fällt meistens drauf rein. Der Partner, will er weiter mitspielen, greift überraschenderweise auch zu dieser Methode, er beginnt seinerseits mit dem Tauschhandel. Er muss es tun, damit er nicht ganz aufgefressen wird. Denn Chicory hat ihn „zum Fressen gern“!

Warum er mittut? Das kann verschiedene Gründe haben, zum Beispiel Schwäche, Angst, er ist einfach zu bequem, zu faul, um sich zu wehren, meistens hat er aber noch ganz gute Vorteile aus der Beziehung. Man erpresst, lässt sich erpressen und kann dabei auch einigermaßen zufrieden sein.

Chicory ist ständig „schweren persönlichen Beleidigungen“ ausgesetzt. Wenn er auch nur ahnt, dass ihm die Kontrolle aus der Hand gleitet, beginnt die Ouvertüre zur Oper: „Du tust mir etwas an!“ Oder die arglistigere, natürlich rein rhetorische Frage: „Wie kannst Du mir nur so etwas antun?“ Er mutmaßt gleich eine gezielt auf ihn gerichtete Kränkung und wehrt sich, indem er zum Angriff übergeht. Kein offener

Angriff, versteht sich, alles verpackt in die Hülle (und Fülle) der Liebe. Die anfangs schützende, beschützende Hand wird zur „Handgreiflichkeit“ und das, bombensicher, an Ihrer empfindlichsten Stelle, denn die kennt Chicory sehr genau.

Er lässt dem so sehr geliebten Menschen bald wenig oder überhaupt keinen Freiraum.

Es gibt nur einen einzigen wirklichen Ausweg: Die Flucht, und zwar ganz genau gesagt: Koffer packen und weggehen, alle Brücken hinter sich abreißen. Eine halbherzig getroffene Entscheidung, auf Distanz zu gehen, wird nicht von Erfolg gekrönt sein. Aussagen wir „Wir bleiben in Kontakt, wir bleiben Freunde“ sind äußerst riskant und bringen nur Probleme mit sich. In einer Beziehung besteht immer die Gefahr, dass ein handfester Chicory dabei ist, und der wirft auch von Ferne seine Fangseile aus – und immer im gewohnten liebevollen (wohlgemerkt liebens-würdigen) Stil: „Ich wünsche Dir alles erdenklich Gute; und vergiss bitte nie, dass ich immer für dich da bin!“ Der Haken sitzt!

Es geht um einen Befreiungsprozess. Freiheit wiederzuerlangen. Mit allen damit gekoppelten Heimsuchungen und Nachteilen, die uns Chicory so gut aus dem Weg geräumt hat, sowie unter unvermeidlichen Verlustängsten und vielem Nachtrauern.

Ich befreie mich also. Und dann könnte man ja wieder zurückkommen, wenn man will, nicht? Na ja, wenn

Sie meinen, eine Halbbefreiung ist das, was Sie wollen, wenn Sie von taktisch eingesetzten (Krokodils)tränen noch nicht die Nase voll haben, den piksüßen Cocktail von schönen Erinnerungen, liebevollen Ermahnungen, Schmeichelei und viel handgreiflicheren Verführungsmitteln, versteckten Vorwürfen und weinerlichem Wehklagen noch zu genießen wünschen, dann tun Sie's halt! Ihr Risiko.

Befreien Sie sich aber möglichst vorher auch von Schuldgefühlen. Denn solche dem anderen aufzuladen ist die erprobte und einwandfrei funktionierende Geheimwaffe von Chicory.

Wenn es auch angenehm ist, in der Nähe einen lieben Menschen zu haben, der so etwas wie eine „Mutterstelle" eingenommen hat und diese mustergültig vertritt, sich beharrlich um Ihr Wohlergeben kümmert – seien Sie vorsichtig! Bei Emanzipationsversuchen könnte es zu einem langwierigen Gemetzel kommen. Lässt man sich darauf ein, wird man zur Kenntnis nehmen müssen, dass es keinen Gewinner geben wird. Man verliert dabei auf jeden Fall, entweder wieder die Freiheit oder, garantiert!, die Liebe zum und vom einst Heißgeliebten. Dies betrifft auch die leibliche Mutter (Väter sind nicht ausgeschlossen, nur machen die es nicht immer so offensichtlich).

Das Heilmittel CHICORY

Beinahe unermüdlich wird der Mensch bestrebt sein, den Mitmenschen in seiner Nähe das Leben zu verschönern und dabei kann er sogar eigenen Wünschen entsagen. Er möchte aber wirklich auch sehen und hören, dass er für den anderen etwas Schönes getan hat, dass der andere sich der Anstrengungen bewusst ist. Chicory ist kein Altruist im wahren Sinne des Wortes, er opfert sich nicht auf. Er tut etwas für einen anderen und braucht dessen Rückmeldung. Chicory liebt sich selbst und daher kann er auch einem anderen dieses Gefühl entgegenbringen. Das Herz ist dabei; ein Schuss von gesundem Egoismus wird sich dennoch bemerkbar machen, denn wirklich „herzlich" ist Chicory nur, solange er Echo beim anderen hat. Jedenfalls legt Chicory zur Vorsicht mehrere Schlingen aus, irgendwer wird sich schon darin verwickeln. Derjenige, der mich mehr liebt!

Es kann durchaus vorkommen, dass Chicory seine ganze Liebe dorthin wendet, wo sie uns schon in vielfacher Form und sogar gratis entgegenkommt, zum Beispiel zur Natur.

Als wirklich „Liebender" hat er verstanden, dass das Geschenk der Liebe, ob verteilt oder bekommen ist einerlei, sobald von Absichten, Bedürfnissen, Beweggründen und Bedingungen begleitet, sich in großes Leid verwandeln kann.

Im Alltag

Ein lieber Mensch kommt endlich aus dem Urlaub, von einer Geschäftsreise zurück. Sie haben den ganzen Tag ein schönes Willkommen und eine Überraschung für ihn vorbereitet. Jetzt ruft er an und sagt, er habe einen alten Bekannten getroffen, er komme erst sehr spät und Sie sollen bitte nicht auf ihn warten.

Sind Sie eingeschnappt und meinen, das hätten Sie nicht verdient? Nehmen Sie so bald wie möglich ein paar Tropfen Chicory.

Den Zustand erkennt man, wenn's gut geht, bei den anderen, bei sich selbst fast nie.

Wollen Sie von einem Menschen weg, der Ihnen nicht mehr passt? Ändern Sie die Telefonnummer, melden Sie sich sofort zum Beispiel bei Facebook ab und wechseln Sie die Wohnadresse. Besonders wenn Sie in einer Großstadt wohnen. Denn Chicory wird Sie zweifelsohne mit ausdrücklichem und sehr vernehmlichem Schmerz übers Internet im Auge behalten.

Verschwinden Sie! Manchmal geht das alles allerdings nicht. Ein anderer Ausweg wäre: Geben Sie kein Echo mehr auf versuchte Erpressung. Das wird länger dauern, aber Chicory gibt es früher oder später auf, wenn er nichts mehr „bekommt".

Mit der Blüte hilft man dem Menschen. Und zwar aufzuhören, andere liebevoll zu bewachen.

RED CHESTNUT

Rotblühende Rosskastanie

Aesculus carnea

Those who find it difficult not to be anxious for other people. Often they have ceased to worry about themselves, but for those of whom they are fond of they may suffer much, frequently anticipating that some unfortunate thing may happen to them.

Jene, die es schwierig finden, sich nicht um andere Menschen zu ängstigen. Oft haben sie aufgehört, sich um sich selbst Sorgen zu machen, aber für jene, die sie mögen, können sie sehr leiden, und meistens meinen sie schon im Vorhinein, dass diesen ein Unglück zustoßen könnte.

Mitgefühl mit einem anderen Wesen, Teilnahme an dessen Sorgen und Nöten ist ein menschlicher Zug und unbestritten ein dem Zusammenleben förderlicher. Red Chestnut, mit seinem ausgezeichneten Einfühlungsvermögen und einer ebenfalls „guten Nase" für die Probleme der anderen, besitzt zusätzlich eine rege Vorstellungskraft und nimmt oft schon im Vorhinein wahr, wenn ein anderer Hilfe oder Unterstützung braucht.

Dass er dabei seine eigenen Angelegenheiten in den Hintergrund stellt, also die Tendenz, uneigennützig zu handeln, ist ebenfalls nicht abzustreiten. Er hilft zweifelsohne und energisch. Der Grund: Er möchte, dass es allen gut geht, zumindest so, wie er sich das vorstellt.

Bald entwickeln sich diese guten Gaben in einen Zustand der Dauersorgen um andere. Eigentlich sind diese Menschen fast den ganzen Tag damit beschäftigt, sich teilnahmsvoll um das Wohlergehen eines oder mehrerer Mitmenschen zu kümmern. Und sie sind einen großen Teil der so verbrachten Zeit ausgesprochen bekümmert. Besonders wenn der zu Betreuende dem stets bereiten „Guten Samariter" nicht erlaubt, sich in seine Angelegenheiten einzumischen. Red Chestnut leidet sehr, wenn er bemerkt oder auch nur ahnt, dass der andere durch irgendwelche Verhaltensweisen Schaden erleidet. Das „Für-den-anderen-Sorgen" verwandelt sich in „Um-den-anderen-Sorgen". Er vergisst dabei, dass begangene Fehler ein notwendiger – wenn auch unerfreulicher – Lernprozess sind. Warum will er den anderen vor diesem schützen?

Vielleicht verdrängt er unbewusst seine eigenen Ängste. Er exportiert sozusagen die Problematik. Indem er sie auf das Fortkommen der anderen überträgt, hat er damit zu persönlichen Sorgen etwas Abstand gewonnen?

Aber diesen (psycho)logischen Überlegungen liegt wahrscheinlich nichts anderes zugrunde, als dass es eine willkommene Gelegenheit ist, Macht auszuüben, den Einfluss auf den anderen, die Kontrolle über ihn zu behalten.

Da dies mit Maßnahmen stattfindet, welche im Allgemeinen als absolut lobenswert angesehen werden, ergibt sich die Schwierigkeit, das Ganze nicht gutzuheißen – und zu loben.

Red Chestnut versucht also den Anderen zu beschützen, und man liegt in den meisten Fällen nicht ganz falsch, wenn man dies für eine glatte Einmischung hält. Er pflegt den Privatgarten des Fürsorgeopfers. Dieses wird sich daher logischerweise in greifbarer Nähe befinden, Bekannte, Freunde, Familienmitglieder, denn der negative Aspekt von Red Chestnut ist, wie schon oben angedeutet, zum Großteil ein Verlangen nach Kontrolle: Im Schafspelz der vorsorglichen Fürsorge versteckt sich Eigenmächtigkeit. Um das Ganze abzurunden, verfeinert Red Chestnut das Bild sehr raffiniert mit der edlen Tat, mit opferbereiter Unterstützung. Ein bisschen Pessimismus durch Hinweise (ungebeten, versteht sich) auf mögliche Nachteile passt auch ganz gut hinein. Über das Wohlergehen des umsorgten Opfers wacht er beständig, er bewacht ihn. Und lässt ihm keine Freiheit mehr, selbst zu entscheiden, ob er nun doch riskieren darf, etwas falsch zu machen.

Das Problem ist: Red Chestnut kann nicht frei-geben; großer Kummer würde ihn heimsuchen, ein Kreuz, das er sich selbst auflädt. Besonders wenn der andere nicht mehr auf gute Belehrungen hört und die Bereitschaft von Red Chestnut, sich mit dessen Sorgen zu belasten, als lästig empfindet und ablehnt. (Ein „Ratschlag" hat immerhin etwas mit „Schlag" zu tun.)

Guter Rat ist teuer? Red Chestnut macht das alles umsonst, auch im anderen Sinne des Wortes, nämlich vergebens, und die Rechnung muss er auch bezahlen. Mit Enttäuschung, Gefühl von erlittenem Undank und weiterer Suche, beinahe Sucht nach Sorgen.

Anmerkung: es gibt noch andere Blüten-Bilder, die sich mit Aufopferung beschäftigen. Das von Red Chestnut unterscheidet sich von Centaury und Chicory durch die Unfähigkeit mit einem von sich selbst schon klar empfundenen „krankhaften" und unerwünschten Verhalten aufzuhören.

Das Heilmittel RED CHESTNUT

Es hilft, rücksichtsvoll am Leben der Mitmenschen teilzunehmen und auf selbstverständliche Art und Weise einzugreifen, wenn es notwendig ist, sich aber zurückzuziehen, wenn man merkt, dass der andere die Anteilnahme wie eine Bedrängung, eine Aufdringlichkeit empfindet. Der Rückzug ist ruhig und immer mit der Bereitschaft, auf Anfrage sogleich wieder auf den Plan zu treten, jederzeit wieder zugegen zu sein. Red Chestnut erkennt, dass Mitleid nicht „mitleiden" heißt, das hätte wenig Sinn. Eine gewisse typische Ängstlichkeit wird dank vernünftiger Überlegungen durch Vertrauen ersetzt, Vertrauen vor allem in die Klugheit der anderen.

„Es wird schon gut gehen", denkt Red Chestnut, er meint es wirklich – und verlässt sich drauf.

Im Alltag

Ihre Freundin ruft an, sie sei mit 39° Fieber im Bett und die Kinder müssten zur Schule gebracht werden. Sie machen das gerne und schlagen dann vor, auch gleich die Wohnung aufzuräumen und einkaufen zu gehen. Die Freundin lehnt ab, das wäre nicht so wichtig, und dankt für die Hilfe.

Nun sind Sie wieder zu Hause. Nehmen Sie Red Chestnut zur Linderung, wenn Sie die Sorgen um die Freundin überwältigen, der Gedanke an das, was Sie eigentlich noch hätten tun können, die Ruhe raubt.

Brauchen Sie in einer Zwangslage resolute Hilfe, rufen Sie Red Chestnut an. Werden Sie hingegen gereizt, wenn ein lieber Mensch unruhig, vielleicht sogar schlaflos auf eine Nachricht von Ihnen wartet und ununterbrochen sorgenvoll anruft, wenn Sie sich nicht melden? Schalten Sie vorerst einmal das Mobiltelefon ab.

HONEYSUCKLE
Wohlriechendes Geißblatt
Lonicera caprifolium

Those who live much in the past, perhaps a time of great happiness, or memories of a lost friend, or ambitions which have not come true. They do not expect further happiness such as they have had.

Jene, die in der Vergangenheit leben, vielleicht in einer Zeit großen Glücks oder mit den Gedanken an einen verlorenen Freund oder an Pläne, die sich nicht verwirklicht haben. Sie erwarten kein künftiges Glück, das dem schon Erlebten gleichkäme.

Das Leben zeigt sich nicht immer nur von der romantischen Seite, kann sogar zeitweilig hart sein, und weil Honeysuckle das gar nicht schön findet, setzt er sich in derartigen Situationen eine „rosarote Brille“ auf und versucht, die raue Wirklichkeit zu übersehen, indem er zurückblickt in Zeiten, die herrlich waren. Die angenehmen Erinnerungen werden idealisiert, verschönert – die unbestritten auch erlebten weniger guten Dinge beiseite gelassen – und gleichzeitig findet er die Gegenwart immer unerträglicher.

Oft entsteht der Eindruck, dass ein Mensch im Honeysuckle-Zustand nicht „präsent" ist.

Er weiß noch sehr gut, was vor ca. 20 Jahren war, was aber vor kurzem vorgekommen ist, erinnert er weniger oder gar nicht.

Es geht hier nicht um den Verlust des sogenannten „Kurzzeitgedächtnisses", was bei älteren Menschen vorkommt. Auch dabei kann die Blüte durchaus eine kleine Hilfe leisten, besonders wenn diese Störung nicht nur rein körperlich bedingte Ursachen hat. Honeysuckle will vielmehr gar nicht wissen, was im Jetzt passiert.

Schöne Erinnerungen sind ja normal in jedem Leben; der Übergang in die negative Phase von Honeysuckle passiert dann, wenn man keine Freude im gegenwärtigen Alltag mehr findet, wenn die schönen Seiten, die man gerade erlebt, vom Blick auf angenehme Erinnerungen teilweise oder komplett verdeckt werden. Man verliert den Kontakt mit der Realität, erbaut sich fast nur noch bei der Vorstellung der „guten alten Zeiten" und ist meistens sehr niedergeschlagen.

Einige Formen dieses negativen Zustandes sind jedoch nicht so eindeutig erkennbar. Der Mensch kommt seinen täglichen Anforderungen gut nach, ist durchaus aktiv, auch praktisch veranlagt, und wird sehr oft für tüchtig und fleißig gehalten, was auch stimmt. Auch hat sich der „moderne Mensch" sehr oft die Anschauung zu eigen gemacht, dass man im „Hier und Jetzt" leben soll. Aber diese Einstellung ist bei Honeysuckle einfach unreflektiert übernommen, man tut nur so als ob. Das geht auch ganz gut, bis irgendetwas passiert. Was Honeysuckle in trostlose Trauer stürzt, sind Verluste und Abschiede. Jeder Abschied, auch jene, die erforderlich waren und sogar gewollt herbeigeführt wurden, wird unversehens zum tragischen Verlust. Man blickt also zurück und es geht, wie oben beschrieben, von vorne los: „Es war so schön!"

Große und kleine Veränderungen sind eine Quelle des „Nachweinens", ob das nun ein Wohnungswechsel, eine neue Arbeitsstelle, ein materieller Rückschlag oder überhaupt eine neue Lebenssituation ist. Weitere Beispiele wären: die Kinder gehen aus dem Haus, der Partner verloren, man wird pensioniert.

Nostalgisches Grübeln über Gewesenes und die Tendenz, das Jetzt nicht so schön zu finden, kann dazu führen, dass Honeysuckle dieses „Heute" überhaupt zu ignorieren versucht. Er ist abwesend.

Wenn andere, höchst erstaunt über den plötzlich abhanden gekommenen Pragmatismus des betroffenen Menschen, ihn darauf hinweisen oder einen gut gemeinten Ruf zur Rückkehr in die Wirklichkeit wagen, wird das von Honeysuckle mit noch tieferer Melancholie beantwortet. Besonders wenn er in dieser Wirklichkeit keinen Schimmer von Romantik, von „Poesie" mehr entdecken kann. Wehmütig flüchtet er sich in das, was er einmal, damals, so genossen hat. Meistens haben die Sachverhalte solcher Rückerinnerungen nicht einmal so stattgefunden, wie er es sich ausmalt. Er hat alle schlechten Aspekte herausgefiltert, er sieht nur mehr das Schöne und Gute und trauert diesem nach.

Nachtrauern kann er sogar etwas Unbestimmten. Vielleicht sogar einem „anderen Leben?"

Das Verhalten dieses „Träumers" könnte man mit Clematis verwechseln. Es ist aber nicht schwer, diese beiden Blütenbilder voneinander zu unterscheiden: Clematis hat eine schöne Vorstellung von der Zukunft, Honeysuckle von der Vergangenheit.

Das Heilmittel HONEYSUCKLE

Es hilft, die guten Seiten der Gegenwart zu sehen und sie zu genießen. Wenn nicht alles so ist, wie Honeysuckle es gerne möchte, wird er versuchen, darüber hinwegzusehen und den schönen Erinnerungen größeren Raum einzuräumen; was den Menschen aber auch angenehm macht, denn er kann den anderen ebenfalls Freude bringen, wenn er auf schöne, vergangene Dinge hinweist. Das tut er mit Behagen und Vergnügen, Vergnügen im Sinne von Frohsinn. Dem alltäglichen „Kampf" wird so, und nicht nur für ihn selbst, ein wenig der Stachel genommen. An diesem Kampf, an „Wettkämpfen" um Besitz, Ansehen, Geltung und Macht, ist er wenig interessiert, gewöhnlich nimmt er nicht daran teil; sollte er allerdings dazu gezwungen sein, dann wird er mittun, aber nur so lange, bis er sich wieder in die Welt zurückziehen kann, in der er nur das vollendet Schöne erlebt hat: das Wunder der rückhaltlosen Liebe, das Glückgefühls des Friedens im wahrsten Sinne des Wortes.

Im Alltag

Wenn Sie Tage haben, wo ein schöner Film mit alten Erinnerungen in Ihren Gedanken abläuft, dann tun Sie zwei Dinge: Betrachten Sie ruhig das Fotoalbum Ihrer Kindheit, Hochzeit oder ähnliches und nehmen Sie dann ein paar Tropfen Honeysuckle. Nachdem Ihnen die Rückschau Freude gemacht hat, wird Ihnen eine gute Idee kommen, noch heute etwas Schönes zu unternehmen.

Strapaziert es Ihre Nerven, wenn ein Mensch oft und gerne in wehmütigen Erinnerungen schwelgt, eine starke Neigung zu romantischen Anschauungen hat, sehr unter Heimweh leidet und auf tägliche Enttäuschungen unrealistisch reagiert, und zwar mit einer Flucht in „die gute alte Zeit“?

Dann haben Sie bitte mit Honeysuckle viel Geduld.

CLEMATIS

Gemeine Waldrebe

Clematis vitalba

Those who are dreamy, drowsy, not fully awake, no great interest in life. Quiet people, not really happy in their present circumstances, living more in the future than in the present; living in hopes of happier times, when their ideals may come true. In illness some make little or no effort to get well, and in certain cases may even look forward to death, in the hope of better times: or maybe, meeting again some beloved one whom they have lost.

Jene, die verträumt sind, verschlafen, nicht ganz wach, ohne großes Interesse am Leben. Ruhige Menschen, nicht wirklich froh in ihren gegenwärtigen Lebensumständen, die mehr in der Zukunft als in der Gegenwart leben und dabei auf glücklichere Zeiten hoffen, wenn ihre Ideale möglicherweise wahr werden. Bei Krankheiten unternehmen einige nur wenig oder gar keine Anstrengung gesund zu werden, und in bestimmten Fällen könnten sie sich sogar nach dem Tod sehnen; und das in der Hoffnung auf eine bessere Zeit; oder vielleicht, um einem geliebten Menschen, den sie verloren haben, wieder zu begegnen.

Ein Idealist, mit einem guten Schuss von Optimismus und einer lebhaften Phantasie, die hauptsächlich dazu gebraucht wird, das eigene Innenleben reich und voll schöner Gefühle zu gestalten und zu erhalten. Dazu gehört auch, dass der Mensch, dank der ihm eigenen Vorstellungskraft, hoffnungsvoll in die Zukunft blickt und viele Projekte hat, die er dort verwirklichen will. Treten Probleme oder Schwierigkeiten auf, zieht er es vor, sich in eine utopische Idealwelt zu flüchten, und die Vorstellung, wie es dort sein könnte und was er dort vollbringen würde, wird zu Trost und Hilfe.

Nun kann es aber passieren, dass dieser Mechanismus, sich Erleichterung zu verschaffen, dazu führt, dass sich der Mensch in der Zukunft einnistet, die Realität überhaupt nicht mehr sehen will und im Folgenden auch nicht mehr bemerkt. Unaufmerksam und einigermaßen zerstreut passieren ihm kleine Ungeschicke, er ist nicht da, ein „Auswanderer". Der Eindruck, den andere von ihm haben, ist: verschlafen, verträumt, abwesend, zerstreut, unkonzentriert. Er kann sogar diese Ohnmacht der Gegenwart gegenüber mit einer kurzen körperlichen Bewusstlosigkeit zum Ausdruck bringen. Wenn E. Bach von „Todessehnsucht" schreibt, meint er genau das, die Emigration aus der Wirklichkeit in eine „bessere Zukunftswelt".

Im negativen Blütenbild nimmt das zahlreiche Erscheinungsformen an: Man spielt zum Beispiel jahrelang Lotto mit der Vision, reich zu werden, anstatt sich eine Arbeit zu suchen; mit der Idee, ein großer Architekt zu werden, schreibt sich Clematis in die Hochschule ein – und legt keine Prüfung ab. Anstatt eine anfallende praktische Aufgabe anzugehen, geht er ins Kino, um ein paar Stunden darauf „zu vergessen". Er hat die Absicht, sich weiterzubilden, einen Meister, einen wunderbaren Lebensgefährten zu finden, und geht keinen Schritt aus dem Haus, wo er sich, – möglichst ungestört! – der schönen Vorstellung hingibt und sich damit begnügt.

Die wunderbare Gabe der Vorstellungskraft, die als Schöpferkraft stets der Nährboden für jede Handlung ist bzw. sein soll, ist für Clematis kein Anstoß mehr, etwas zu schaffen, etwas „her"zustellen, d.h. in die Realität zu bringen. Es bleibt alles dort, wo es beginnt, in der Phantasie.

Man hört oft, dass wir in einer schnelllebigen Zeit leben. Versehen mit Terminkalender und satellitengesteuerter Digitaluhr, denn auf jede Sekunde kommt es an, hetzen wir von einer Angelegenheit zur nächsten. Clematis „versieht" sich auch, er übersieht, vergisst oft irgendetwas. Das ist nicht Vergesslichkeit im Sinne von Gedächtnisschwäche, er hat einfach seine Gedanken woanders. Clematis ist langsam.

Anmerkung: Bach definiert den negativen Zustand von Clematis auch als „freundlichen Selbstmord". Clematis legt nicht Hand an sich. Gemeint und genauer formuliert ist damit: „Er lässt sich gehen."

Das Heilmittel CLEMATIS

Es hilft, die gute Begabung zu Intuition und Vorstellungskraft in die Tat umzusetzen, wenn dies auch vorwiegend mit einer gewissen Zeitverzögerung stattfinden wird. Kann Clematis, aus welchen Gründen auch immer, das nicht bewerkstelligen, bleibt er einstweilen bei der Idee, ohne großen Nachteil davonzutragen. Möglicherweise, und zur Verblüffung der Mitmenschen, die etwas schon als unrealisierbar abgetan haben, taucht er mit einer genialen Lösung auf, die ihm kein Mensch zugetraut hätte. Denn das Projekt ist langsam gereift. Es braucht aber seine Zeit. Antreiben kann man Clematis nicht.

Im Alltag

Seit einigen Tagen passieren Ihnen dauernd Ungeschicklichkeiten. Sie haben heute sogar die rote Ampel nicht gesehen und einem Autofahrer den Weg abgeschnitten, Gott sei Dank ohne Folgen! Wenn Sie mit ihren Gedanken schon im geplanten Urlaub waren, haben Sie vielleicht einen akuten Clematiszustand.

Verlieren Sie leicht die Geduld mit einem Menschen, der viele gute Ideen hat, aber, anstatt diese dann in die Tat umzusetzen, sich auf den Diwan legt und mit der Fernsteuerung die Fernsehkanäle abklappert, ohne eine Sendung zu Ende zu sehen? Nehmen Sie es leicht und Clematis die Fernsteuerung nicht sofort weg. Denn es könnte sein, dass er gerade an einer wunderbaren Idee arbeitet, die mit den Fernsehprogrammen überhaupt nichts zu tun hat.

Übrigens ist das „stille Örtchen" ein beliebter Aufenthaltsort von Clematis, denn dort kann er nicht gestört werden.

Oft findet man dort sogar einen ganzen Stoß von Büchern und Zeitschriften, die nicht nur den verlängerten Aufenthalt daselbst rechtfertigen, sondern auch die längere Sitzung mit guten Ideen verschönern.

VERVAIN
Echtes Eisenkraut
Verbena officinalis

Those with fixed principles and ideas, which they are confident are right, and which they very rarely change. They have a great wish to convert all around them to their own views of life. They are strong of will and have much courage when they are convinced of those things that they wish to teach. In illness they struggle on long after many would have given up their duties.

Jene mit starren Grundsätzen und Überzeugungen, denen sie vertrauen und die sie für richtig befinden und welche sie sehr selten ändern. Ihr großer Wunsch ist, alle anderen in ihrer Umgebung zu ihren eigenen Lebensanschauungen zu bekehren. Sie haben einen starken Willen und besitzen viel Mut, wenn sie von Dingen überzeugt sind, die sie lehren wollen. Bei Krankheit kämpfen sie lange weiter, wenn viele andere vielleicht schon die Waffen gestreckt hätten.

Hier haben wir es ebenfalls mit einem Idealisten zu tun, freilich in einer stark extrovertierten Variante. Alles, was um ihn herum passiert, nimmt er wahr, bemerkt es, registriert; und weil diese Geschehnisse nicht immer seiner Vorstellung von einer schönen und vor allem gerechten Welt entsprechen, steigt er von Zeit zu Zeit auf die Barrikaden, verkündet lautstark seinen Unmut, hat aber schon gute Lösungen zur Hand und scheut keine Mühe, diese in die Tat umzusetzen. Und da kann es geschehen, dass die guten Eigenschaften von Vervain in einen gleichsam „dogmatischen Idealismus" abgleiten. Die Denkweise ist edel und durchaus richtig. Leider vergisst er dabei, dass es eben seine ist und folglich nicht unbedingt die der gesamten Menschheit. Seine Vorstellung von Recht und Gerechtigkeit will er den anderen klarmachen, beibringen, und nicht nur das, er fordert, dass diese auch davon überzeugt sind und danach handeln.

Sie können sich vorstellen, was dabei passiert!

Lassen wir einmal die großen und wichtigen Themen der globalen Ungerechtigkeit beiseite, bleiben wir im kleinen Kreis, zum Beispiel in einer Hausgemeinschaft. Eine Neueinführung, welche unbestritten zum Vorteil aller gereichen würde, wird von Vervain nicht nur wortreich und eher heißblütig vorgetragen, Gegenargumente werden abgetan. Und sollte jemand das Ganze für eher belanglos halten, dann ist Vervain sehr aufgebracht. Die Erbostheit geht bis zu regelrechten Wutanfällen, besonders wenn einer nicht zuhört. Seine „Religion" soll die aller werden, er will das durchsetzen

– nicht mit Brachialgewalt, das wäre eine andere Blüte –, sondern dank seiner Überzeugungskraft und mittels Beweisführung und Logik. Die jährliche Hausversammlung könnte sich sehr in die Länge ziehen, denn Vervain will eine Verbesserung für alle durchdrücken und lässt nicht locker. Sollte die aktive Zuhörerschaft nach und nach schrumpfen, die Versammlung sich auflösen, wird er vielleicht einen der noch Anwesenden einladen, zu ihm in die Wohnung zu kommen, um dort weiterzudiskutieren.

Das Beispiel kann auf alle Lebenssituationen angewendet werden. Es ist klar, dass ein Mensch nicht dauernd in einem derartigen Gemütszustand leben kann. Es sind Ausbrüche, die bei Vervain ziemlich oft auftreten.

Er kann im negativen Vervain-Zustand die Welt überhaupt nicht mehr „so nehmen, wie sie ist". Er will, er muss sie verbessern – egal wo und wie und auch womit.

Denn das ist Vervain: Ein unverbesserlicher Weltverbesserer, ob das nun nur seinen Bereich betrifft (ich habe eine Lehre, ein System entwickelt, das alle kennen, verstehen und erlernen sollen) oder weitgreifenden Einfluss bezweckt (gesetzliche, soziale, ökologische Verbesserungen) – die Rede darüber geschieht in Form von Kanzelreden, die leicht in ein Donnerwetter umschlagen.

Ohne diese Gemütsanlage hätte es wohl wenige oder keine Missionare gegeben.

Abgesehen von der typischen Temperamentsveranlagung, denn Vervain könnte man auch als Optimisten bezeichnen, zeichnet ihn das Verlangen nach Gerechtigkeit aus, eine Gerechtigkeit, die nicht nur ihn selbst betrifft. Alle sollen daraus Gewinn ziehen. Dafür kämpft er, ohne sich zu schonen. Die anderen schont, verschont er auch nicht.

Unterschwellige Ungeduld, Rastlosigkeit, Unzufriedenheit, Neigung zu Zorn ist bei diesem Menschen oft bemerkbar, weil er so davon überzeugt ist, dass er recht hat, und das, zugegeben, nicht mit Unrecht. Das Problem ist: Die anderen tun nicht, was er sagt, hören nicht auf ihn. Vervain-Wutausbrüche stellen alle anderen in den Schatten.

Er lässt nicht zu, dass es jemandem schlechter geht, als es nötig wäre, und findet sich nicht damit ab. Die vielleicht andere Denkweise der „zu Errettenden", auch deren Meinung, sind kein Thema für Vervain.

Das Heilmittel VERVAIN

Es hilft, die Bereitschaft, sich total für etwas einzusetzen, ein bisschen „herunterzuschrauben", vorwiegend unter zwei grundlegenden Gesichtspunkten: Kenntnisnahme einer Entscheidungsfreiheit des anderen oder die aus irgendeinem Grund fehlende Bereitschaft der Auserkorenen, etwas zu verändern. Seinen Leitsternen wird er jedoch immer folgen, seine Ideale klar darlegen und zum Besten geben, wird aber warten können, bis die Zeit gekommen ist, zu der der andere Mensch bereit ist. Einen Menschen, der sich im akuten Vervain-Zustand befindet, einzubremsen, ist schwierig, und auch nur der Versuch kann heftige Reaktionen hervorrufen. Und wenn Sie sogar nicht einmal zuhören, dann machen Sie sich auf etwas gefasst!

Dank der Blüte wird er zeitweise seinen drängenden Wunsch ruhen lassen, jenen Drang, weltweit nur mehr Humanität und Gerechtigkeit walten zu lassen. Aber bald wird er wieder „als Stürmer und Dränger" und wenig duldsam auf der Rednerbühne erscheinen und alle Hebel in Bewegung setzen.

Im Alltag

Werden Sie von großem Zorn erfasst, wenn Sie davon hören oder lesen, dass noch immer Menschen verhungern, dass die Welt verpestet wird, dass ein Mitmensch eine große Ungerechtigkeit erleidet? Geben Sie ein paar Tropfen Vervain in die Blütenmischung.

Kommt einer Ihrer Lieben begeistert nach Hause und muss Ihnen sofort von einem Ereignis, einer Erfahrung berichten, und Sie haben gerade keine Zeit? Dann ist es besser, Sie nehmen sie sich. Setzen Sie sich hin und hören Sie ihm zu. Und nehmen Sie Anteil; denn nur zuhören, so nebenbei, genügt „Vervain in Aktion" nicht. Er will Ihre ganze Aufmerksamkeit und auch Ihre Anschauung zum Thema. Denn er braucht einen aktiven Gesprächspartner. Einen, der eventuell auch widerspricht; den er aber dann ziemlich sicher so lange bearbeiten wird, bis er mit ihm einverstanden ist. Das könnte auch eine gewisse Zeit in Anspruch nehmen.

HORNBEAM

Weißbuche oder Hainbuche

Carpinus betulus

For those who feel that they have not sufficient strength, mentally or physically, to carry the burden of life placed upon them; the affairs of every day seem too much for them to accomplish, though they generally succeed in fulfilling their task. For those who believe that some part, of mind or body, needs to be strengthened before they can easily fulfil their work.

Für jene, die empfinden, sie hätten nicht genügend Kraft, intellektuell oder körperlich, die Bürde zu tragen, die das Leben ihnen auferlegt. Die alltäglichen Angelegenheiten empfinden sie als zu viel, um sie zu vollenden, obwohl es ihnen normalerweise gelingt, ihre Pflichten zu erfüllen. Für jene, die glauben, dass ein Teil von ihnen, ob Körper oder Geist, einer Stärkung bedarf, damit sie leicht ihre Arbeit bewältigen können.

Wenn es vorkommt, dass uns nur der Gedanke an die vielen oder sich wiederholenden Aufgaben in eine lähmende Mattigkeit versetzt, dann haben wir ziemlich genau dieses Blütenbild vor uns.

Eigentlich ist Hornbeam sehr effizient, hat auch eine gute Selbsteinschätzung seiner physischen und mentalen Reserven, was mit einem starken Leistungsanspruch an sich selbst gepaart ist, und zwar immer nur das Beste zu geben.

Im negativen Zustand überbewertet Hornbeam schon von vornherein die ihm aufgetragenen Obliegenheiten, und das Gefühl, „dem nicht gewachsen zu sein“, überkommt ihn. Er will ja alles zu seiner besten Zufriedenheit ausführen! Das ist oft nur eine an sich selbst gestellte Anforderung. Gleichzeitig ist er sich jedoch durchaus seiner Grenzen bewusst. Eine brisante Mischung: Ich muss, ich soll, aber ich kann nicht! Das Nicht-Können wird mit Müdigkeit erlebt. Körperliche Müdigkeit. Aber mit Ausruhen, mit mehr Schlaf wird es nicht besser, im Gegenteil, je länger die Ruhepause dauert, desto entkräfteter kommt sich Hornbeam vor. „Es ist alles zu viel“, schon bevor er angefangen hat!

Es wird zu einer, fast könnte man sagen, Regelmäßigkeit: In der Früh kommt man nicht aus dem Bett und feilscht um jede Minute mehr Schlaf. Nach der Mittagspause geht's auch nur sehr schwer wieder weiter.

Es geht nicht um eine Müdigkeit als Folge von Mangel an physischer Energie, die ist da; denn das beweist die Tatsache, dass Hornbeam, nachdem er sich einen

Stoß gegeben hat, also „aufgestanden" ist, nicht mehr müde ist. Was fehlt ist Bewegung! Die Müdigkeit von Hornbeam ist gedanklich bedingt und hervorgerufen. Nicht nur das manchmal eintönige Alltagsleben - wieder in die Schule, wieder ins Geschäft, in die Firma, wieder Hausputz und Kochen –, auch eine besonders anstrengende und bevorstehende Einzelleistung kann uns in diesen Zustand versetzen. Eine Prüfung, ein neuer Arbeitskreis, eine schwierige Verhandlung, es ist immer das gleiche Bild, man will sich auszeichnen – und der Körper geht, zur Vorsicht und auch zum Vorwand, in eine Art von Warnstreik: „Du schaffst es nicht!" Man gibt auf, bevor man angefangen hat - und geht schlafen …

Dazu gehört auch das wohlbekannte Montagmorgen-Syndrom nach der Ruhepause des Wochenendes, an dem man nichts getan hat, und die sogenannte „Frühjahrsmüdigkeit". Es sind wahrscheinlich die kurzen und kalten Wintertage vorher, die uns am Laufen, Schwimmen, Radfahren oder Spazierengehen gehindert haben. Mit einem Wort: Hornbeam-Zustände verlangen, außer ein paar Tropfen der Blüte, auch eine neuerliche „Bewegungstherapie"!

Empfehlen Sie es! Sollte der Mensch „zu müde" dazu sein, schicken Sie ihn wenigstens in die Sauna; schenken Sie ihm einen Massagezyklus. Besser noch: Sie schleppen ihn zu einer Tanzveranstaltung.

Das Heilmittel HORNBEAM

Es hilft, die „Anfangslähmung", das heißt eine auch körperlich empfundene Mattigkeit, zu überwinden, indem man sich in Bewegung setzt. Das Angenehme dieser Menschen ist, dass sie sonst zuverlässig ihre Aufgaben erledigen und nicht auf Komplimente angewiesen sind; die mögen sie sogar nicht, weil sie meinen, es wäre ja nichts Besonderes, was sie tun. Sie tun es einfach, ohne große Gesten, ohne Aufsehen erregen zu wollen.

Im Alltag

Nach der Mittagspause haben Sie einfach keine Kraft mehr, wieder ihre Tätigkeit aufzunehmen, und möchten am liebsten schlafen gehen. Tun Sie das nicht, nehmen Sie Hornbeam.

Wenn jemand in Ihrer Familie in den Morgenstunden unansprechbar ist oder bestenfalls einsilbige Antworten gibt, eher mürrisch durch die Wohnung schleicht, dann haben Sie es möglicherweise mit einem Hornbeam zu tun. Es wird nicht einfach sein, ihn am Sonntag zu einer Tageswanderung zu überreden; versuchen Sie es trotzdem.

WHITE CHESTNUT

Rosskastanie, Weiße Kastanie

Aesculas hippocastanum

For those who cannot prevent thoughts, ideas, arguments which they do not desire from entering their minds. Usually at such times when the interest of the moment is not strong enough to keep the mind full. Thoughts which worry and will remain, or if for a time thrown out, will return. They seem to circle round and round and cause mental torture. The presence of such unpleasant thoughts drives out peace and interferes with being able to think only the work or pleasure of the day.

Für jene, die es nicht verhindern können, dass ihnen Gedanken, Ideen, Argumente, die sie nicht wollen, in den Sinn kommen. Gewöhnlich zu Zeiten, in denen das momentane Interesse nicht stark genug ist, um volle Aufmerksamkeit beizubehalten. Gedanken, die quälen und sich festsetzen oder, wenn sie für einige Zeit abgeschaltet werden, zurückkommen. Es scheint, dass sie rundherum kreisen und mentale Pein bewirken. Die Gegenwart dieser unangenehmen Gedanken verscheucht den Frieden und beeinträchtigt die Fähigkeit, nur an die Arbeit oder an das Vergnügen des Tages zu denken.

Jeder weiß, wie befreiend es sein kann, wenn man Schmerz, Wut, aber auch Freude lautstark zum Ausdruck bringt. Menschen, die mit diesem Temperament ausgestattet sind, die Gemütsbewegungen sofort freien Lauf lassen können, auch wenn das manchmal die Mitmenschen irritiert, finden leichter zu gemäßigter Stimmung zurück.

White Chestnut gehört nicht unbedingt zu diesen. Nachdem er ein bisschen auf auftretenden Emotionen herumgekaut hat, schluckt er sie lieber, er verbirgt sie, und dort, im Versteck, leben sie weiter, als Gedanken, als mentale Belastung.

Gedankenarbeit ist bei White Chestnut vorherrschend. Bei schweren Konflikten, großen emotionellen Belastungen kommt es auf dieser Ebene zu einer Überbelastung. Der Mensch kann die Gedankenflut nicht mehr eindämmen, nicht mehr rationalisieren oder organisieren, keinen Gedankengang mehr zu Ende führen; es stürzen immer wieder neue auf ihn ein. Oder auch immer wieder der gleiche. Abschalten kann man Gedankengänge sowieso nicht, aber man kann die Inhalte nach und nach abwickeln und dann an anderes denken.

Das möchte White Chestnut auch gern, aber im negativen Zustand geht es nicht mehr. Sie haben die Oberhand, sie beherrschen ihn. Mit gutem Willen ist da nichts auszurichten. Der Versuch, an etwas Bestimmtes zu denken, geht auch komplett daneben, man kann sich nicht mehr konzentrieren.

Er muss sich aber irgendwie helfen, sonst lassen sie ihm überhaupt keine Ruhe mehr. Oft sind es „vokale" Äußerungen, die ihm helfen, und mehr oder weniger lange und lautstarke Selbstgespräche kommen bei White-Chestnut-Zuständen leicht vor und weisen eben auf einen solchen Zustand hin.

Es kann auch eine Melodie sein, die ihm nicht mehr „aus dem Kopf geht". Er summt sie stundenlang, auch einen ganzen Tag lang, beinahe ohne es zu bemerken (oder es geht im selbst schon auf die Nerven, aber er kann nicht aufhören). Vielleicht bleibt das Summen stumm, aber er hat es dauernd im Ohr.

Es ist klar, dass solche Zustände vorwiegend akut auftreten. Auch bei als absolut schön empfundenen Erlebnissen kommt das vor. Eine angenehme Überraschung, eine große Vorfreude, und wer kennt nicht das Paradebeispiel: das „Frisch-Verliebt-Sein"?

Die beiden Arten von White-Chestnut-Zuständen – immer wieder derselbe Gedanke oder ein nicht zu organisierender Gedankensturm – sind sich gleich, das Problem ist immer: Man kann nichts dagegen tun. Man hat keine Ruhe. Und man braucht nicht viel Phantasie, um sich vorzustellen, was das zum Beispiel für Auswirkungen auf das Ein- oder Durchschlafen haben kann.

Das Heilmittel WHITE CHESTNUT

Abgesehen von den oben beschriebenen akuten White-Chestnut-Zuständen treten diese auch in Zeiten auf, in denen der Mensch „Kopfarbeit" leistet, leisten muss, und er daher seine ihn auszeichnende Gabe und Fähigkeit zur Hochkonzentration voll ausnützt und einsetzt.

Die Blüte hilft, den Gedankenstrom wieder zu regulieren, und, wenn auch nicht Einhalt zu gebieten, den „Kanal zu wechseln", an etwas anderes denken zu können, sich auf ein anderes Gebiet zu konzentrieren.

Das Blütenmittel White Chestnut bewirkt das. Für störende Gedankeninhalte braucht man vielleicht noch andere Blüten, die zusammen mit White Chestnut eingenommen werden.

Im Alltag

Sie haben einen durchaus erfolgreichen Schulungstag als Vortragender hinter sich, können aber nicht einschlafen, denn Sie denken immer daran, was Sie noch hätten sagen können, was die Zuhörer vielleicht nicht richtig verstanden haben? Zwei, drei Tropfen White

Chestnut in einem Glas Wasser, und dann gehen Sie wieder ins Bett. Sie werden sehen, es funktioniert.

Möchten Sie gerne mit Ihrem Partner, Freund, Familienangehörigen einen Kurs besuchen, wo gelehrt wird, wie man sich entspannt, indem man, mit geschlossenen Augen auf dem Boden liegend, Ruhe, Stille und Schönheit visualisiert und somit anstrebt, dass auch der Körper total locker wird? Ist Ihr Begleiter ein White-Chestnut-Typ, wird er dort nur unter Aufbietung aller Regeln der guten Umgangsformen auf einen Schreikrampf verzichten. Entspannen wird er sich dort nicht. Und auch nicht mehr mitgehen.

AGRIMONY

Odermenning

Agrimonia eupatoria

The jovial, cheerful, humorous people who love peace and are distressed by argument or quarrel, to avoid which they will agree to give up much. Though generally they have troubles and are tormented and restless and worried in mind or in body, they hide cares behind their humour and jesting and are considered very good friends to know. They often take alcohol or drugs in excess, to stimulate themselves and help themselves bear their trials with cheerfulness.

Joviale, heitere, humorvolle Menschen, die den Frieden lieben und bei Auseinandersetzungen oder Streit sehr leiden; dies zu vermeiden sind sie bereit, vieles aufzugeben. Obwohl sie gewöhnlich Probleme haben, körperlich oder mental gepeinigt, ruhelos und bekümmert sind, verstecken sie ihre Sorgen hinter Humor und Scherzhaftigkeit, und sie gelten als gute Freunde, die man gerne kennen gelernt hat. Sie greifen oft zu Alkohol oder Drogen im Übermaß, um sich in Stimmung zu bringen und sich somit zu helfen, ihr Schicksal mit Fröhlichkeit zu ertragen.

Im Umgang mit den Mitmenschen will Agrimony vor allem Frieden und Eintracht. Konflikte kehrt er als unangenehm unter den Teppich und dort lässt er sie, in der Meinung, es sehe niemand. Dass sie damit freilich nicht aus der Welt geschafft sind, weiß er zwar genau, er möchte sich aber gerne das Gegenteil einreden. Und so kommt es, dass er täglich darüber hinweggeht und mit Ablenkungsmanövern eifrig verhindert, dass vielleicht jemand anderer dort einmal nachschauen könnte.

Wie also lenkt Agrimony ab? Durch ein ungemein verbindliches und charmantes Verhalten und den starken Wunsch nach Gesellschaft, die, wie er, nichts tragisch nimmt, seinen heiteren Einfällen Lob und Gelächter zollt. Geselligkeit lenkt ab, sein dort vorgeführtes Schauspiel ist das eines überall beliebten und gern gesehenen Spaßvogels und Optimisten, einer ausgesprochenen Frohnatur. Eigentlich ist er es nicht, er tut aber so und macht weiter, ohne sich anscheinend viele Gedanken darüber zu machen.

Oder doch? Und hier beginnt das Problem. Immer gut aufgelegt und ein gewinnendes Lächeln auf den Lippen, mimt er gute Laune und verbreitet sie. Eine Fassade, hinter der er sich versteckt. Nicht nur vor den anderen, auch vor sich selbst, was natürlich nicht so gut und einwandfrei gelingt.

Ein Schwindler. Der Preis, den Agrimony für seine Lügen bezahlt, ist hoch: Unruhe, Rastlosigkeit, von inneren Spannungszuständen heimgesucht, und er leidet darunter. Die Veranlagung von Agrimony ist nämlich nicht extrovertiert, auch wenn es den Anschein hat. Von Zeit zu Zeit zieht er sich zurück, um mit dem entstandenen Leidensdruck fertig zu werden. Rückzieher, die Agrimony nur kurzfristig zulässt, meistens kehrt er sofort wieder zu seiner Lieblingsoperette zurück: „Immer nur lächeln und immer vergnügt, immer zufrieden, wie's immer sich fügt." Die hat er auf dem Dauerspielplan. Und er möchte, dass die anderen da mitspielen. Auch menschliche Beziehungen, die tiefer zu gehen drohen, mag er nicht. Er will keine Probleme, geschweige denn die der anderen. Merkt er, dass ihn jemand ins Vertrauen ziehen oder, Gott behüte, ihn mit dessen eigenen Schwierigkeiten konfrontieren will, wird er sofort die Bühne verlassen. Denn damit spürt er Verantwortung auf sich zukommen. Bleiben wir, um Himmels Willen, an der Oberfläche der Dinge! Agrimony ist instinktiv und zum Selbstschutz oberflächlich und grundlos unehrlich, nicht nur grenzenlos, auch „ohne Grund", denn er schwindelt, auch wenn es nicht notwendig wäre. Er bemerkt es nicht; er heuchelt einfach drauflos und macht sich und den anderen was vor.

Wir alle greifen zu Unwahrheiten, wenn diese uns selbst oder vielleicht einen anderen vor Nachteilen, vor Schaden bewahren. Die sogenannte Notlüge.

Unwahrheit zu verkünden ist bei Agrimony Macht der Gewohnheit. Das Sich-Verstecken nimmt Formen an, die bisweilen richtig einfältig, ja sogar dumm sind: Ein (volljähriger) Gymnasiast berichtet das ganze Jahr hindurch zu Hause von besten Schulerfolgen, und dann kommt das Zeugnis: Wieder sitzen geblieben. Im betreffenden Fall war keine Angst der Antrieb zur Lüge, auch nicht die Hoffnung auf Verbesserung im letzten Augenblick, und die Eltern, schon abgehärtet durch die vergangenen Misserfolge, hätten sowieso kein „Theater gemacht".

Es wird einfach gelogen, und man fragt sich, warum Agrimony nicht die Wahrheit sagt, es würde ja an der Sache nichts ändern. Weil es, ein anderes Beispiel, vollkommen gleichgültig ist, ob er nun beim Zahnarzt (wie verkündet) oder bei einem Sprachkurs war – in den er sich übrigens unergründlicherweise heimlich eingeschrieben hat.

Seien Sie auf der Hut, denn das ist das zweite, beständig angewandte und Agrimonys Meinung nach ausgezeichnete Rezept, um den anderen irrezuführen: Man sagt einen Teil der Wahrheit, der Rest kommt ins Versteck. Taktisch schlau, denn es versetzt den anderen in eine gewisse Ohnmacht durchzublicken oder sogar Falsches zu widerlegen. Das letztere ginge nur in Form einer Debatte, absolut unmöglich mit Agrimony. Er weicht Unterredungen aus wie der „Teufel dem Weihwasser“ (von einer „ehrlichen“ Aussprache ist sowieso keine Rede) und schon der Verdacht, dass ein Streitgespräch ins Haus stehen könnte, schlägt ihn in die Flucht.

Agrimony wird damit umgehen müssen, dass er oft als notorischer Lügner abgestempelt wird. Beziehungen zu anderen Menschen sind und bleiben oberflächlich, was dieser Mensch ja will und anstrebt. Dass er dabei in seinem Innersten nicht zufrieden ist, sogar in ausgesprochene Niedergeschlagenheit fallen kann, ist ziemlich verständlich, aber Hilfe sucht er niemals, denn dann müsste er seine Karten aufdecken. Er wird auch diese Zustände nicht zugeben, sie auf keinen Fall bekannt machen. Selbst schaut er auch weg, solange es irgendwie geht. Sein berühmter Spruch, das Glas wäre halb voll, klingt auch meistens irgendwie falsch.

Man hat aber immer das Gefühl, bei diesem Menschen „stimmt was nicht“. Und mit Fug und Recht. Es stimmt fast nichts, im Sinne von „entspricht der Wahrheit“. Er schwindelt sich durchs Leben.

Anmerkung: Verwenden Sie Agrimony mit der größten Vorsicht und niemals in der ersten Bach-Blütenmischung! Dies aus einem wichtigen Grund: Die Problemverdrängung „Agrimony“ ist auch eine Schutzmaßnahme, und wenn sich, infolge der Einnahme der Blüte, der Leidensdruck bemerkbar macht, an die Oberfläche kommt, dann kann es sein, dass der unvorbereitete Mensch wieder „zumacht", weitere Hilfestellungen, egal welche, nun kategorisch ablehnt.

Ein wichtiger Schutz wäre dann auch sehr in Frage gestellt oder käme überhaupt abhanden: Im dramatischen Fall einer Totalverdrängung infolge eines unbewältigten Schockerlebnisses. Hier könnte man den Menschen mit einem Vulkan vergleichen, und der soll ja nicht so unversehens „in die Luft gehen"! (Wir haben eine andere Blüte, die vorher ein bisschen „Dampf ablässt".) Weitere Vorsicht ist unbedingt anzuwenden: Bei Gebrauch von Drogen KEIN AGRIMONY!!

Das Heilmittel AGRIMONY

Es hilft, Problemen ins Auge zu sehen, wenn diese nicht zu schwierig zu lösen sind, und nicht alles in Bausch und Bogen einfach wegzuschicken bzw. aufzuschieben, was bei Agrimony genau heißt: Probleme nicht mehr zur Kenntnis zu nehmen. Das wird er bei seinen eigenen Problemen anwenden, die der anderen gehen ihn ja nichts an; er wird schon zuhören, sich jedoch baldigst mit einem Scherz, einem „es wird schon gut gehen" und einem aufmunternden Auf-die-Schulterklopfen, „Du machst das schon!", aus der Affäre ziehen und verabschieden.

Das unbestreitbare Talent zum Schauspieler nimmt er gerne wahr, er spielt aber keine tragischen Rollen, er liebt die des Clowns, der die Leute zum Lachen bringen soll. Den anderen Teil spielt er, wenn's gut geht, für sich alleine. Denn: „Wie's da drin aussieht geht niemanden etwas an."

Im Alltag

Einen akuten Agrimony-Zustand bei sich selbst zu diagnostizieren ist beinahe unmöglich. Sich selbst gegenüber die Wahrheit nicht einzugestehen, ist ja gerade das negative Blütenbild.

Der Schutzmechanismus bei verdrängten Ängsten darf dabei auch nicht übersehen werden.

Sollten Sie sich diesem eventuellen Auftauchen von Konflikten stellen wollen, nehmen Sie ein paar Tropfen des Heilmittels, mit dem Erfolg, dass Sie sich etwas entspannen werden. Das gleiche gilt, wenn Ihnen die Tarnung gegenüber der Umwelt beträchtlichen Leidensdruck verschafft.

Sind Sie in einer Beziehung auf Aufrichtigkeit erpicht? Oder meinen Sie, es wäre Zeit, einmal reinen Tisch zu machen? Agrimony hat nur bei der Vermutung, es könnte soweit kommen, Karten fürs Theater besorgt, Freunde eingeladen. Oder er schaltet den Fernseher ein, schlägt vor, auszugehen, hat dringend in seinem Zimmer etwas zu tun. Haben Sie ihn vielleicht doch dazu gebracht, sich hinzusetzen und sich einer klärenden Unterredung zu unterziehen, dann kann es sein, dass er dabei schlicht und einfach einschläft.

Einschlafen ist aber sonst ein ziemliches Problem für Agrimony. Daher zieht er das „Zu-Bett-Gehen“ meistens in die Länge und schläft vor dem Fernseher oder Computer ein.

Finden Sie hingegen, man sollte nicht alles ernst nehmen, unter dem Motto: „Es wird nichts so heiß gegessen wie gekocht“? Dann sind sie mit Agrimony sehr gut dran, und es wird eine stets fröhliche und unbekümmerte Gemeinschaft. Mit Ihren wahren Problemen wenden Sie sich lieber an andere!

SWEET CHESTNUT

Edelkastanie oder Esskastanie

Castanea sativa

For those moments which happen to some people when the anguish is so great as to seem to be unbearable. When the mind or body feels as if it had borne to the uttermost limit of its endurance, and that now it must give way. When it seems there is nothing but destruction and annihilation left to face.

Für jene Momente, die einigen Menschen widerfahren, wo die Qual so groß ist, dass sie unerträglich scheint. Wenn der Verstand oder der Körper das Gefühl hat, an die äußerste Grenze der Belastbarkeit gelangt zu sein und dass nun ein Zusammenbruch bevorsteht. Wenn es scheint, dass nichts mehr übrig bleibt als Zerstörung und Vernichtung.

Eher scheu und fast zugeknöpft, also als vorwiegend introvertiert zu bezeichnen, mit einer starken Neigung zu logischen Überlegungen und Selbstverantwortungsbewusstsein, bearbeitet dieser Mensch auch einen auftretenden Leidensdruck sehr bewusst und möglichst alleine.

Im negativen Sweet-Chestnut-Zustand wird dies zu einem Netz, in das er sich nach und nach immer mehr verstrickt. Im festen Glauben, dass allein seine Stärke ausreicht, selbst einen Ausweg zu finden, kämpft er weiter, spricht nicht darüber, denn er findet es „nicht der Rede wert".

Das funktioniert auch – bis ihn ein schwerer Schicksalsschlag niederstreckt. Er müsste nun auch seine Waffen strecken, sich einer „höheren Macht" anvertrauen, aber das kann er nur sehr schwer oder gar nicht. Er geht vielmehr in die Denkrichtung: „Ich bin zu nichts mehr nütze!", „Mein Leben hat keinen Sinn mehr!". Das sind seiner Meinung nach logische Feststellungen, die immer mehr an Gewicht gewinnen, schwer auf seiner Seele lasten, von denen er sich nicht befreien kann. Eine Erleichterung könnte er erreichen, indem er nachgibt, es aufgibt, die Regie seines Lebens in der Hand behalten zu wollen und ein bisschen Trost oder Hilfe bei anderen sucht. Aber dazu ist der geborene Alleinkämpfer nicht fähig. Er steht mit dem Rücken zur Wand und sieht keinen Ausweg mehr. Keinen!

Ohne Vertrauen und ohne den Glauben auf eine Verbesserung bleibt er zwar am Leben, verschließt sich guten Worten und versteckt, so gut es geht, das Gefühl der Ohnmacht, seine Niederlage.

Ein hilfloses Kind, das sich aber dessen bewusst ist – und sich aufgibt. Der sonst mutige, entschlossene und

„überlegene" (weil vorzüglich überlegende) Tatmensch verschanzt sich hinter seinem Leid, holt vielleicht noch alle seine typischen „Kräfte", wie Unbeugsamkeit oder Hartnäckigkeit, zur Hilfe, bis er vollends zusammenbricht.

Dieser „Zusammenbruch" ist bei Sweet Chestnut eine Art von Erstarrung. Mit dem Gefühl, in einer ausweglosen Falle zu sitzen, errichtet er auch emotionell eine Barriere, und die Meilensteine der nicht nur christlichen Religion: Glaube, Hoffnung und Liebe haben für ihn keine Bedeutung, keinen Sinn und Zweck mehr. Totale Verzweiflung, auch Tränen helfen nichts.

Das Heilmittel SWEET CHESTNUT

Es macht den Menschen etwas „weicher", er wird den harten, „herzlosen" Widerstand gegen ein eingetretenes Unheil teilweise aufgeben. Eigene Schwächen, über die er genau Bescheid weiß und denen er auch einen Teil des nun zu erleidenden Zustandes zugeschrieben hat, wird er sich zugeben, sie zulassen, und wenn es auch nun nicht viel hilft, wird er im Moment dem Schicksal seinen Lauf lassen. Nachdem er eine vernünftige und für ihn akzeptable Perspektive dem Leben im Allgemeinen gegenüber eingenommen hat, wird der Betroffene die Vorboten einer drohenden Niederlage (Frustration, depressive Verstimmung) rechtzeitig erkennen und ebenso rechtzeitig korrigierend eingreifen, und das mit bescheidenen Mitteln, nicht nur mit „dem Kopf durch die Wand“ oder „Kampf bis zum letzten Blutstropfen“. Sweet Chestnut hilft daher nicht nur bei der Behandlung des schrecklichen Gemütszustandes, die Blüte wird auch zur Vorbeugung gute Dienste leisten.

Im Alltag

Sweet Chestnut hilft Ihnen an Tagen, an denen Sie das Gefühl haben, es gehe einfach nicht mehr weiter. Eine unendliche Trostlosigkeit hat Sie beschlichen, Sie empfinden das, als ob Sie in einer Falle gefangen wären.

Mit einem Menschen in Ihrer Nähe, der sich im Sweet-Chestnut-Zustand befindet, haben Sie es einigermaßen schwer. Man hat den Eindruck, er würde bald „zusammenbrechen“ – wahrscheinlich ist er es schon! –, und trotzdem sagt er nichts. Beinahe stur, jedenfalls hartnäckig kämpft er gegen seine Lebenssituation, in diesem Fall es ist eine aussichtslose Kampfansage an das Schicksal! Er hat durchaus eingesehen, dass diese Fehde chancenlos ist, aber nachgeben, sich beugen, sich einfach diesem Schicksal vertrauensvoll überlassen, das will und das kann er nicht.

Stellen Sie keine Fragen. Er würde es nie zugeben, dass er sich keinen Rat mehr weiß.

ROCK ROSE

Gelbes Sonnenröschen

Helianthemum nummularium

The remedy of emergency for cases where there even appears no hope. In accident or sudden illness, or when the patient is very frightened or terrified, or the condition is serious enough to cause great fear to those around. If the patient is not conscious the lips may be moistened with the remedy. Other remedies in addition may also be required, as, for example, if there is unconsciousness, which is a deep, sleepy state, Clematis; if there is torture, Agrimony, and so on.

Das Heilmittel für Notfälle, für Fälle, in denen keine Hoffnung mehr scheint. Bei Unfällen oder plötzlich auftretenden Krankheiten oder wenn der Patient sehr erschrocken oder verängstigt ist oder wenn die Umstände so ernst sind, dass sie große Angst vor jenen in der Umgebung hervorrufen. Wenn der Patient nicht bei Bewusstsein ist, können die Lippen mit dem Heilmittel benetzt werden. Auch andere Heilmittel können zusätzlich erforderlich sein, wie zum Beispiel bei Bewusstlosigkeit – ein tiefer, schläfriger Zustand – Clematis, bei qualvollen Schmerzen Agrimony usw.

Wenn etwas Unerwartetes eintritt und wir erschrecken, kommt es zu einer instinktiven Reaktion: Entweder Angriff oder Flucht, je nach Lage, jedenfalls reagiert Rock Rose (Lähmung und Nicht-Reagieren gehört zu einer anderen Blüte).

Der Energieschub, der uns beim Erschrecken überfällt, wird unmittelbar in eine Tat umgesetzt, die oft mit dieser Empfindung erklärt wird: „Ich muss da 'raus, muss da weg, oder - ich will da nicht hinein!"

Diese Reaktionen sind vorwiegend übertrieben, irrational und meistens ohne einen wirklich praktischen Sinn.

Der Zweck ist: Die Erschütterung irgendwie abbauen, beseitigen - vermeiden!

Manchmal sind diese Menschen nicht geneigt oder es ist ihnen unmöglich, ein Schutzpolster gegen unverhoffte Ereignisse zu errichten, sie sind ausgeliefert. Dieses Gefühl des „Ausgeliefertseins" kann bis zu Panikanfällen führen.

Solch heftiges Gebaren kann vorwiegend zwei Ursachen haben: Entweder besitzt der Mensch von Natur aus ein überaus empfindliches Nervenkostüm, es kommt zu einem, sagen wir, Kurzschluss, der rationale Teil schaltet sich aus, und er reagiert blitzschnell, unreflektiert. Ich vermeide das Wort „hysterisch", weil das heute oft als beleidigend empfunden wird, aber es beschreibt es genau. Unbändig, zügellos, überreizt. Und mir kommt auch, als Synonym, „brutal“ in den Kopf. Für kurze Zeit ist der Mensch, der einen negativen Rock-Rose-Zustand erlebt, beinahe mit dem Gemütszustand eines wilden Tieres zu vergleichen.

Oder aber: Ein schweres Trauma hat ihn irgendwann einmal erschüttert und dieses ist nicht aufgearbeitet. Es lebt unbewusst weiter und erzeugt, auch in ganz anderen Situationen, eine heftige Abwehrreaktion.

Bei Erwachsenen sollte man also die Blüte mit Vorsicht einsetzen, sollten diese Menschen schon seit längerer Zeit an Momenten von Panikzuständen leiden.

Auch Schweißausbrüche, Gänsehaut, ohnmächtig werden sind aktive Reaktionen und gehören zum Bild, besonders wenn ihr Auslöser eigentlich unerheblich ist.

Auch hier gilt: Bei akuten Fällen greift man sofort ein. Sollte sich die Vorfälle über längere Zeit wiederholen, muss man langsam aufarbeiten (die Schienentechnik von Dietmar Krämer zeigt, wie das gelingen kann).

Das Heilmittel ROCK ROSE

Abgesehen vom Einsatz von Rock Rose in akuten Fällen, bei denen die Blüte den Menschen wieder soweit „zu sich kommen“ lässt, wird es beim Rock-Rose-Menschen helfen, nicht sofort wegen einer Kleinigkeit auszuflippen und die Kontrolle zu verlieren. Eine gewisse Tendenz zu extremen Reaktionen aber bleibt latent vorhanden. Er erschrickt sehr leicht - wird aber, bevor er ganz durchdreht, überlegen, ob es am Platz ist.

An einen Rock-Rose-Zustand ist auch zu denken, wenn Sie den ganzen Tag unter Spannung leben, weil Sie zum Beispiel am Abend zu einem Empfang gehen müssen. Aus Erfahrung wissen Sie: „Das ist für mich jedes Mal so furchtbar, ich weiß da nie, wie ich mich benehmen soll!" Den ganzen Tag über befinden Sie sich beinahe in Panik: „Ich geh' nicht hin!!!"

Mit der Hilfe von Rock Rose werden Sie sich erinnern, dass es so schlimm nicht ist. Also werden Sie hingehen - und sich vor Ort so schnell und so unauffällig wie möglich aus der Affäre ziehen.

Im Alltag

In akuten Situationen - eine schlechte Nachricht, ein Unfall - bei denen man heftig reagiert, ist Rock Rose auch alleine in einer Wasserlösung hilfreich.

Die Blüte ist in der Notfallmischung (Rescue Remedy) enthalten. Man nimmt die Einzelblüte oder die Notfalltropfen solange ein, bis sich der Zustand gebessert hat. Aber nicht für lange Zeit (Näheres erfahren Sie in dem Kapitel „Rescue Remedy").

Menschen, normalerweise nicht ängstlich, die bei unerwarteten, auch geringfügigen Störungen (es läutet zum

Beispiel das Telefon, es fällt etwas herunter) wie von einer Tarantel gestochen mit einem Schrei auffahren, sind wahrscheinlich Vertreter dieses Blütenbildes und gegebenenfalls Anwärter auf Rock Rose.

Es gibt Witzbolde, die das lustig finden! Der Spaßvogel versteckt sich zum Beispiel hinter der Tür, durch die der Andere gerade kommt, bedenkt ihn mit einem auch leise gesprochenen „buh" und weidet sich am Schrecken, den er jedes Mal hervorruft.

Irgendwann einmal wird er eine saftige Ohrfeige einheimsen.

CHERRY PLUM

Kirschpflaume

Prunus cerasifera

Fear of the mind being over-strained, of reason giving way, of doing fearful and dreaded things, not wished and known wrong, yet there comes the thought and impulse to do them.

Furcht vor einer Überspannung des Geistes, vor einem Nachgeben des Verstandes und davor, eine schreckliche Tat zu vollbringen, eine unerwünschte und als falsch erkannte Tat, vor der man sich fürchtet und dennoch – schon kommt der Gedanke und der Impuls, es zu tun.

Wenn wir von negativen Emotionen gepackt werden, hilft auch der Verstand, uns einer gewissen Disziplin zu unterwerfen. Man kontrolliert sich und lässt sich nicht gehen. Das ist im Zusammenleben gut, denn aus verschiedenen Gründen kann man nicht einfach Verärgerung, Erbitterung, dem Gefühl von Unterlegenheit oder dem dringenden Verlangen, einmal seine Meinung zu sagen, freien Lauf lassen.

Dieser Versuch seine Gefühle zu beherrschen, kann zu einer inneren Spannung führen, und zwar aufgrund eines Konfliktes, der sich nach und nach aufgebaut hat.

„Ich würde am liebsten jetzt einmal das, was mich bewegt, bedrückt, hemmt, stört, herausschreien oder eine schon längst fällige Tat umsetzen!" – und dann bremst man sich doch wieder ein, denn sofort meldet sich der Verstand als Zensor: „Nein, tu's nicht!", und nur mit Aufbietung aller Kräfte hält man sich noch in der Hand.

Aber damit ist das Problem ja nicht aus der Welt geschafft. Es lebt in unserem Inneren weiter und bauscht sich auf. Es kommt zu einem Cherry-Plum-Zustand, bei dem der Mensch auf einem Pulverfass sitzt, das jederzeit in die Luft gehen kann.

Ein Mensch mit einer typischen Cherry-Plum-Temperamentsanlage gehört nicht zu denen, die spontane Gefühlsäußerungen von sich geben, er hält sie eher zurück und ist vorwiegend unauffällig. Nach außen sieht alles einigermaßen ruhig aus, und wenn es dann irgendwann zu einer Explosion kommt, versteht die meist fassungslose Umwelt den Grund nicht.

Im negativen Cherry-Plum-Zustand kommt man in die gefährliche Nähe von: „Ich werde verrückt, ich derhe durch!"

Und noch immer sagt man sich: „Halte dich zurück!" Da ist die Zeitbombe geschärft, die Zündungsuhr tickt.

Man selbst kennt die eingestellte Zeitspanne nicht.

Wieso, fragt man sich, da es sich bei Cherry Plum auch um eine Archetype handelt, verlangt unser emotionelles Wohlbefinden auch diese Spannungsängste? Die Antwort ist einfach, wieder in Form einer Frage zu stellen: „Warum mögen manche Menschen Horror-Thriller, Filme über schreckliche Vorgänge, warum setzen sie sich freiwillig in einen sich überschlagenden Wagen von Looping-Bahnen oder springen aus beträchtlicher Höhe, angebunden an ein Gummiseil?"

Hat vielleicht unsere moderne und, wenn Sie es genauer bedenken, bequeme Umwelt keinen richtigen Nervenkitzel mehr parat? Man muss also dieses Bedürfnis, etwas Unvernünftiges, etwas „Un-verständiges, Un-bedachtes" zu tun und zu erleben, auch ausleben.

Anmerkung: Jeder kann in einen akuten Zustand von Cherry Plum geraten, bei Unfällen zum Beispiel, und daher ist die Blüte auch in der Notfalltropfen-Mischung.

Eine vollständige Verdrängung von Schockerlebnissen könnte ebenfalls ein Auslöser von Cherry-Plum-Zuständen sein, deshalb sollte diese Blüte, besonders bei Erwachsenen, in der ersten Mischung nicht fehlen.

Das Heilmittel CHERRY PLUM

Es lässt sozusagen Dampf ab. Wenn der Mensch auch immer eine bestimmte Folge einhält, und zwar: „Fühlen – denken – und dann erst handeln“, und somit seinem Gewissen folgt, wird er vielleicht von Zeit zu Zeit etwas absolut harmloses „Verrücktes“ tun, um seinen Gefühlen Luft zu machen.

Das kann verschiedene Formen annehmen, man singt lautstark ein gerade unpassendes Lied, man schreit die heißgeliebte Katze an (die dann natürlich verschwindet), man stellt die Hi-Fi-Anlage auf volle Lautstärke und geht spazieren (damit der ständig lärmende Nachbar auch einmal gestört wird!).

Oft hilft es auch, den überschüssigen inneren Druck durch eine manuelle Tätigkeit in richtige Bahnen zu lenken und abzubauen.

Im Alltag

Sie entspannen sich bei einer dieser netten Fernsehserien: Perfekte glückliche Familie, harmlose kleine Probleme, die stets bestens bewältigt werden. Die bezaubernde Ehefrau steht gerade in der Küche und redet liebevoll mit ihrem herzensguten Gemahl, während sie Karotten zerkleinert.

Plötzlich haben sie Angst, dass sie sich einen Finger abschneidet! (Bei dieser Art von Filmen ist das vom

Drehbuch nicht vorgesehen.) Dann brauchen Sie ein paar Tropfen Cherry Plum.

In Ihrer Nähe befindet sich ein ausnehmend angenehmer Mensch: Stets völlig beherrscht, hebt nie die Stimme, verwendet keine Kraftausdrücke, würde niemals wütend eine Tür zuknallen oder mutwillig irgendetwas zerbrechen. Schön, nicht? Er hat aber seine Fingernägel bis auf einen kleinen Rest abgeknabbert, und wenn er sitzt, bemerken Sie, dass er dauernd ein Bein auf und ab bewegt. Manchmal beklagt er sich über „ein nervöses Augenzucken". Vielleicht braucht er ein paar Tropfen der Blüte.

WATER VIOLET

Sumpfwasserfeder

Hottonia palustris

For those who in health or illness like to be alone. Very quiet people, who move about without noise, speak little, and then gently. Very independent, capable and self-reliant. Almost free of the opinions of others. They are aloof, leave people alone and go their own way. Often clever and talented. Their peace and calmness is a blessing to those around them.

Für jene, die in Gesundheit oder Krankheit gerne alleine sind. Sehr ruhige Menschen, die sich geräuschlos bewegen, wenig reden und wenn, dann freundlich. Sehr unabhängig, fähig und selbstsicher. Ziemlich frei von den Meinungen der anderen. Sie sind reserviert, lassen die Menschen in Ruhe und gehen ihren eigenen Weg. Oft klug und begabt. Ihre Ruhe und Stille ist ein Segen für alle in ihrer Umgebung.

Ein Austausch mit den Mitmenschen ist notwendig, ob es sich nun um Erfahrungen, Meinungen oder Gefühle dreht, ein Kontakt muss aufrechterhalten bleiben, um im Gleichgewicht zu bleiben und die Freude am Leben nicht zu verlieren.

Intensität und Frequenz solcher menschlichen „Berührungen“ hängen weitgehend von uns ab. Ein extrovertierter Mensch wünscht sich davon mehr, ein anderer weniger. Water Violet gehört zu den letzteren, man kann ihn nicht als besonders „kontaktfreudig“ bezeichnen.

Vor allem passiert es leicht, dass er von den anderen bald genug hat, er zieht sich zurück, sucht das Alleinsein, will Ruhe und wenigstens eine gewisse Zeit lang in Ruhe gelassen werden.

Werden ihm diese Momente nicht erlaubt, sei es durch eine platzabhängige Notwendigkeit - er wohnt zum Beispiel mit 6 Personen auf 50 qm oder arbeitet in einem Großraumbüro - oder dadurch, dass er in die Reichweite eines Menschen gerät, der auf ständige Tuchfühlung aus ist, dann beginnt das Problem mit Water Violet. Er nimmt möglichst Abstand, und wenn's nicht anders geht, zumindest innerlich. Er macht zu, verschanzt sich und vermittelt oft den Eindruck, richtig hochmütig und arrogant zu sein.

Die Neigung, sich anders zu fühlen als die anderen, ist schon vorhanden, und nicht immer mit Unrecht, denn oft zeichnen sich diese Menschen wirklich durch besondere Gaben und Talente aus. Eine Gabe sticht besonders hervor: Sich in die Angelegenheiten der anderen nicht einzumischen. Und, zwangsläufig, der starke Wunsch, dass es die anderen auch nicht tun.

Sicher aber ist, dass er aus seinem „Exil" wieder auftauchen wird, und zwar sobald er die Gewissheit hat: „Jetzt kann ich wieder mittun, ich habe meinen Freiraum gehabt." Was hat er denn da getan? Vor allem Eindrücke aufgearbeitet. Ganz einfach. Denn ein Water-Violet-Mensch hört wirklich zu, nimmt wirklich Anteil an den Gesprächen der anderen, er ist ein vollendeter Zuhörer. Solange es ihm möglich ist, dann muss er (kurz) weg. In seinen Freiraum.

Sollte es nun aber passieren, dass Water Violet aus seiner selbst gewünschten „Ausschluss der Öffentlichkeit" den Weg nicht mehr zurückfindet, dann ist es höchste Alarmstufe!

Mit dem Versuch, aus der Not (auf der Suche nach Freiheit fühlt er sich auf seiner Insel auf einmal einsam) eine Tugend zu machen, wird er, beinahe trotzig, seine Überzeugung verschärfen, er habe mit den anderen sowieso nichts zu tun, nichts Gemeinsames, er stellt sich auf ein Podest, um Annäherungsversuchen zu entgehen, und dort thront er, würdevoll, unzugänglich, fern. Und sehr oft traurig, wenn nicht mehr. Das gibt er aber nicht zu.

Seien Sie bitte sehr vorsichtig, vermitteln Sie ihm nicht den Eindruck, Sie wollten seine Freiheit einschränken, und stürzen Sie ihn nicht von seinem Hochsitz!

Das Water-Violet-Bild trifft man auch bei ganzen Familien, Interessengemeinschaften an, was vielleicht auf eine besondere Erziehung oder soziale Stellung zurückzuführen ist, sowie auch bei Menschen, die sich aufgrund von Gebrechen anders vorkommen als die Menschen der Umgebung; und nicht zu vergessen sind die „Einwanderer“, Menschen, die in einem Land leben (müssen), wo andere Sitten, Bräuche, Werte gelebt werden.

Das Heilmittel WATER VIOLET

Es hilft dem Menschen (wieder) Kontakt aufzunehmen, sich den anderen anzunähern und das Leid, das zweifellos auch sie überfällt, wenn total abgesondert, zu vermindern. Er wird die Mitmenschen akzeptieren, mit Einschränkungen natürlich, und jedenfalls in kleinen Dosen.

Wenn vor die Wahl gestellt: Entweder alleine Zeit verbringen oder in großer, auch durchaus fröhlicher Runde, wird diese bei ihm immer die gleiche bleiben: „Wenn's irgendwie geht, lieber alleine.“ Denn unter dem Allein-Sein leidet er nicht; er findet es sogar sehr angenehm.

Im Alltag

Haben Sie Tage, an den es Ihnen vorkommt, als ob Sie sich in Gesellschaft von lauter Dummköpfen, kleinkarierten Dutzendmenschen befinden? Oder Sie lehnen es strikt ab, sich helfen zu lassen? Water Violet wird Ihnen den Weg zu den anderen wieder leichter machen.

Sie kennen sicher auch Menschen, die beim Gespräch nahe heranrücken, Ihnen kleine, wohlgemeinte Stöße versetzen oder Ihnen dabei die Hand auf die Schulter legen. Ein davon betroffener Water-Violet-Typ kann da ganz schön die Beherrschung verlieren. Sollten Sie ein Freund von Betriebsfeiern und gemeinsamen Ausflügen sein, „geselliges Beisammensein" nach Veranstaltungen schrecklich nett finden, dann lassen Sie Ihren Water-Violet-Partner zu Hause. Er findet das auch schrecklich. Und wird Ihnen dort bestimmt den Spaß verderben.

CHESTNUT BUD

Knospe der Rosskastanie

Aesculus hippocastanum

For those who do not take full advantage of observation and experience, and who take a longer time than others to learn the lessons of daily life. Whereas one experience would be enough for some, such people find it necessary to have more, sometimes several, before the lesson is learnt. Therefore, to their regret, they find themselves having to make the same error on different occasions when once would have been enough, or observation of others could have spared them even that one fault.

Für jene, die nicht die gesamten Möglichkeiten von Beobachtung und Erfahrung ausnutzen, die länger als andere brauchen, um die Lektionen des täglichen Lebens zu lernen. Wo es für einige nur einer einzigen Erfahrung bedarf, benötigen diese Menschen mehrere, manchmal viele, bevor sie ihre Lehre gezogen haben. Zu ihrem Leidwesen ertappen sie sich deshalb dabei, dass sie in verschiedenen Situationen immer den gleichen Fehler machen, wo es einmal genügt hätte oder wo die Beobachtung anderer ihnen diesen Fehler hätte ersparen können.

Man lernt nie aus! Aus Fehlern lernt man! Beliebte Aussprüche, bei verschiedenen Gelegenheiten zitiert.

Lernfähigkeit ist von Mensch zu Mensch unterschiedlich, aber man lernt leichter, genauer gesagt, man merkt sich den Stoff, wenn einen das zu Lernende interessiert, wenn es Gefühle bewegt oder hervorruft. Wenn das nicht der Fall ist, vergisst man alles schneller. Es bleibt für einige Zeit im sogenannten Kurzzeitgedächtnis, dann hat man es „verschwitzt".

Im täglichen Leben, Zusammenleben, muss man aber auch Dinge behalten können, die vielleicht nicht so interessant sind, uns aber das Leben einfacher und bequemer machen. Da strengt man sich ein wenig an und lenkt seine Aufmerksamkeit darauf.

Chestnud Bud wird bezichtigt, immer dieselben Fehler zu machen und aus den daraus resultierenden Nachteilen nichts zu lernen. Ist er also ein Mensch mit einer ausgeprägten Gedächtnisschwäche? Das kann sein. Aber das ist nicht das Problem des Blütenbildes. Er will sich manche Dinge nicht merken, und das passiert meistens unbewusst. Diese Menschen setzen ihre große Konzentrationskraft ein, wenn sie etwas interessiert, und es interessiert sie fast alles und vor allem viele Dinge auf einmal.

Bei langweiligen, banalen oder alltäglichen Angelegenheiten, die zu verrichten sind, fällt ihr Interesse wie ein Kartenhaus zusammen, und sie denken an etwas anderes, Spannenderes, Nützlicheres, was sie tun könnten, und hier kommt der zweite Teil zum Zug. Sie alleine bestimmen, was das ist, nicht was man allgemein als nützlich usw. ansieht oder vorschreibt. Chestnut Bud stellt sich meistens sogar gegen Vorgeschriebenes, er tut, was er will. Regeln, auch die natürlichsten, das heißt hier von Naturgesetzen vorgegeben oder aus praktischen Gründen unumgänglich, lässt er außer Acht.

In seinem Kopf sind ständig neue Ideen und Dinge, die er machen will. Er liest zum Beispiel mehrere Bücher zugleich, fängt Vieles mit Feuereifer und Hingabe an, dann kommt ihm schon wieder etwas Neues in den Sinn und das Angefangene bleibt liegen. Ein selbst geschaffenes Chaos, nicht nur im mentalen Bereich, auch praktisch ist er eigentlich eher unordentlich. Unordnung stört ihn aber nicht im Geringsten.

Eine weitere Spielart dieser Menschen finden wir im Bild des „zerstreuten Professors“, eine Koryphäe auf seinem Gebiet, sonst macht er aber ständig die lächerlichsten Fehler.

Damit kommt klar heraus: Chestnut Bud ist nicht dumm oder beschränkt, er ist ein Individualist mit großem Anspruch auf Gedanken- und Handlungsfreiheit. Dinge, die für ihn eintönig, langweilig sind, sind ihm daher unwichtig. Solche, die er nicht mag, schiebt er auf oder ignoriert sie möglichst.

Und somit vergisst er – wieder einmal! – eine Rechnung, die Steuervorschreibung rechtzeitig zu bezahlen und kriegt – wieder! – eine gesalzene Strafe, er weiß – nie! –, wo er sein Auto geparkt hat, muss – immer! – zurückgehen und schauen, ob er die Haustür zugesperrt hat, oder weil er ewig vergisst, etwas mitzunehmen.

Einen Chestnut-Bud-Zustand finden wir in ziemlich ausgeprägter Form in zwei Altersstufen: Das Kleinkind, das vorwiegend „nein" sagt, und in der Pubertät. In beiden Fällen geht es um das offenkundige und erforderliche Bestreben nach Autonomie.

Blüten helfen da schon ein bisschen, die Phase muss aber durchgestanden werden. Besonders von den Eltern.

Das Heilmittel CHESTNUT BUD

Der Mensch, absolut begabt mit einer großen Konzentrations- und Merkfähigkeit, beschäftigt sich besonders mit Plänen und neuen Ideen, die er mit Hingabe verwirklicht, bis ihn ein neuer Einfall fesselt.

Das Heilmittel hilft, angefangene Dinge zu Ende zu bringen, auch wenn das von ihm als ziemlich fade empfunden wird. Die Neigung, selbst zu bestimmen, was interessant ist oder nicht, bleibt, er wird sich aber angleichen, wenn er immer wieder für seine „Vergehen" bezahlen muss, zur Ordnung gerufen wird. Er meint auch, es gehe ja nur um „Versehen", eine Unachtsamkeit. Dieser Zug bleibt, und zwar immer dann, wenn es um Angelegenheiten geht, die ihm nicht wert scheinen, sich lange damit abzugeben, die seine „Zeit rauben". Zeit, die er leider schon damit aufwenden muss, Verlorenes, Verschlamptes, Vergessenes wiederzufinden. Meistens haben Chestnut-Bud-Menschen „keine Zeit".

Im Alltag

Passieren Ihnen solche Dinge: Sie stellen Bohnen zum Kochen auf den Herd und gehen, bis die Bohnen gar werden, zum Computer und schreiben an einem neuen Artikel. Nach einer Stunde sind die Bohnen verkohlt, ein penetranter Gestank zieht sich durch die ganze Wohnung. Und solches wiederholt sich mit beinahe unglaublicher Regelmäßigkeit! Man weiß es schon: „Ich werde das wieder vergessen", geht aber trotzdem weg. Ohne eine einfache Vorsichtsnahme vorgenommen zu haben, zum Beispiel das Einstellen eines Timers.

Mit Chestnut Bud werden Sie Ihre Aufmerksamkeit auch auf Dinge lenken können, die Ihnen nicht so interessant vorkommen.

Eine sehr unordentliche Chestnut-Bud-Wohnung könnte sich dem Besucher bieten, der erst nach Wegräumen der Bücher- und Zeitungsstapel und zu bügelnder Wäscheberge einen freien Stuhl angeboten bekommt, und Tee wird erst serviert, wenn die herumstehenden Tassen gereinigt sind.

Der Sinn nach Ordnung, auch Sauberkeit, folgt jedenfalls beim typischen Chestnut-Bud-Menschen nicht den allgemein gültigen Kriterien. Er hat diesbezüglich eigene Auffassungen.

BEECH

Rotbuche

Fagus sylvatica

For those who feel the need to see more good and beauty in all that surrounds them. And, although much appears to be wrong, to have the ability to see the good growing within, so as to be able to be more tolerant, lenient and understanding of the different way each individual and all things are working to their own final perfection.

Für jene, die das Bedürfnis haben, mehr das Gute und Schöne in ihrer Umgebung zu sehen. Und, obwohl vieles falsch zu sein scheint, die Fähigkeit entwickeln, das Gute darin wachsen zu sehen, um mehr Toleranz, Nachgiebigkeit und Verständnis aufzubringen für die unterschiedlichen Wege, die jedes Individuum und alle Dinge einschlagen und so an der eigenen Vollkommenheit arbeiten.

Toleranz wird vorwiegend als gute Eigenschaft bewertet. Das heißt, dass man andere Meinungen, Sitten, Gebräuche und Verhaltensweisen nicht nur anerkennt, sondern sie auch akzeptiert.

Beech hat da wenig Spielraum zur Verfügung. Hauptsächlich aus zwei Gründen: Durch eine stark ausgeprägte Persönlichkeit wird er oft zum Einzelgänger, oder sollte man vielleicht sagen, zu einem der seinen Weg geht, seine Ansichten hat, auch wenn die anderen nicht „dabei" sind. Andererseits ist er stark emotionell veranlagt, ist an allem, was ihn umgibt, interessiert und hat eine ausgezeichnete Beobachtungsgabe. Es entgeht ihm fast nichts.

Und hier beginnt das Dilemma von Beech: Soll er nun großzügig darüber hinwegsehen, wenn ihm was nicht passt oder auf die Nerven geht, und somit „die Kirche im Dorf lassen", oder seiner instinktiven Aversion Ausdruck geben und sich somit ständig den Titel eines Nörglers, Stänkerers, Störenfrieds zuziehen?

Sich anpassen ist nicht leicht für Beech, aber natürlich wird er im Zusammenleben mit den anderen meistens dazu gezwungen. Er zwingt sich selbst ja auch, sozusagen, aber nur solange er wenigstens irgendeinen Sinn darin sieht.

Er gleicht sich an, nach außen hin. Er hält den Mund, wenn er eigentlich etwas sagen möchte (da denkt er sich seinen Teil), und das genügt ihm meistens, den anderen fällt es ja nicht auf.

Und nun kommen wir, überraschenderweise, zum stark negativen Beech-Bild, wo es wirklich an der Zeit ist, mit der Blüte anzusetzen: Beech gibt sich völlig vorurteilslos, ist immer objektiv, macht nie eine Bemerkung, die den anderen verletzen könnte, im Gegenteil, er spielt sich als Verteidiger auf, wenn andere irgendetwas bemängeln.

Ein lieber Mensch! So gerecht und unparteiisch.

Haben Sie bemerkt, dass das bei Beech ein Eigentor ist? Er gestattet sich seine Ansichten, seine Urteile nicht mehr, nach und nach verbietet er sich auch, „sich seinen Teil zu denken", und hat die tiefste Stufe der Intoleranz erreicht: Totale Intoleranz gegen sich selbst.

Das Heilmittel BEECH

Kritiker und unentwegte Lästermäuler riskieren stets, dass die anderen sie ablehnen. Wenn man also darunter leidet, dann könnten ein paar Topfen der Blüte schon helfen, manchmal so zu tun, als hätte man nichts bemerkt, und den Mund zu halten. Was aber einem Beech-Menschen gar nicht leicht fällt: Eine spitze Bemerkung, auch undeutlich gemurmelt vielleicht, kann er sich nicht verkneifen.

Einige Berufe leben sogar von diesem „Zustand". Können Sie sich einen Karikaturisten vorstellen, der individuelle Gesichtszüge nicht bemerkt, oder einen Kabarettisten, der nicht über alles herzieht? Die angestrebte Heiterkeit vom Publikum entschädigt ihn vollends.

Kritik nimmt Beech aber nicht gerne an. Und wenn er wegen eines Fehlers, den ein anderer gemacht hat, einen Nachteil hat, kann er auch handgreiflich werden.

Im Alltag

Ein paar Tropfen Beech wären gut, wenn Sie an manchen Tagen oder in bestimmten Situationen von dem unbändigen Drang erfüllt werden, einen Menschen nachzuäffen oder ihn vor den Kopf zu stoßen, was Ihnen nur Nachteile einbringen würde.

Sie haben gerade eine überaus schwierige Zeit hinter sich, ob das nun körperliche oder seelische Störungen waren, und versuchen nun, soweit es geht, wieder ein normales Leben zu führen, sind aber noch nicht ganz auf dem Damm. Ein lieber Freund mit deutlicher Beech-Veranlagung, obwohl mit Ihren Problemen vertraut, sagt Ihnen ungeschminkt, dass Sie „eigentlich sehr schlecht aussehen“.

Lassen Sie sich nicht verstören. Er hat ja recht. Hätte aber immerhin still sein können, nicht?

STAR OF BETHLEHEM

Doldiger Milchstern

Ornithogalum umbellatum

For those in great distress under conditions which for a time produce great unhappiness. The shock of serious news, the loss of someone dear, the fright following an accident, and such like. For those who for a time refuse to be consoled, this remedy brings comfort.

Für jene, die sich in großer Bedrängnis befinden, die für eine gewisse Zeit lang unter Bedingungen leben, welche tiefes Unglücklichsein hervorrufen. Der Schock bei ernsten Nachrichten, der Verlust eines geliebten Menschen, der Schreck nach einem Unfall und ähnliches. Jenen, die es eine Zeit lang ablehnen, getröstet zu werden, verleiht dieses Heilmittel Linderung.

Wenn wir eine Wunde am Körper haben, muss man sie behandeln und dann in Ruhe lassen. Schlägt man immer wieder darauf ein, heilt sie schwer oder gar nicht.

Eine seelische Wunde verheilt meistens ebenfalls, wenn wir nicht immer wieder neue Schläge kassieren.

Nun ist es leicht vorstellbar, dass ein Mensch, der einen besonders harten Brocken, einen Verlust, eine Enttäuschung, einen Schock nicht verarbeiten konnte, dieses nicht verheilte Trauma mit sich herumschleppt. Dieser Zustand hemmt die Fähigkeit auch mit kleineren, im täglichen Leben regelmäßig vorkommenden Schlägen fertigzuwerden.

Wie zum Beispiel zu schweres Essen den Verdauungsapparat belastet, so ist es auch mit „gefühlsmäßiger Kost". Wir müssen manches auf uns nehmen, hinunterschlucken und möglichst verdauen.

Der negative Star-of-Bethlehem-Zustand zeichnet sich dadurch aus, dass jede kleinste emotionelle Erschütterung zu einem Problem wird. Der Mensch findet alles viel zu schwer und steht diesen Ereignissen beinahe gelähmt gegenüber. Verdauen kann er fast nichts mehr, immer wieder reißen alte Wunden auf und er leidet darunter sehr.

Anmerkung: Das Geburtstrauma, wenn mit Überlebensgefahr des Neugeborenen verbunden, ist ein Rock-Rose-Bild.

Star of Bethlehem ist in jedem Fall der Zustand während der Geburt, nicht immer negativ, das heißt nicht aufgearbeitet. Kann aber unbewusst noch nachwirken. Aus diesem Grund empfehlen wir den Einsatz von Star of Bethlehem bei jeder Erstmischung sowohl bei Kindern als auch bei Erwachsenen.

In der Notfalltropfen-Mischung von Dr. Edward Bach ist Star of Bethlehem ebenfalls dabei.

Das Heilmittel STAR OF BETHLEHEM

Es hilft, die überaus große Empfindlichkeit eines Star-of-Bethlehem-Menschen etwas zu mäßigen, wenn er auch sehr leicht zu beeindrucken bleibt. Sein gutes Erinnerungsvermögen erlaubt ihm nicht, leicht zu vergessen. Die Blüte wird ihm jedoch helfen, auch die schöne Seite, die in allen Situationen ja ebenfalls vorhanden ist, ins Auge zu fassen und als Balsam auf die Wunde zu legen.

Im Alltag

Wenn Gedanken an Erlittenes Ihren Alltag belasten, ist Star of Bethlehem angezeigt.

Sollten Sie die Tendenz haben, stets „frei von der Leber weg“ mit den anderen zu kommunizieren, werden Sie leicht zornig und ungeduldig und sind der Ansicht, dass ein anderer schon manchmal ein bisschen Härte braucht und diese wird ertragen können?

Seien Sie bitte mit einem Menschen vom Typ Star of Bethlehem barmherzig, er wird es Ihnen danken; denn er ist nicht besonders robust im Nehmen. Leicht verletzlich, bleiben ihm Gefühlseindrücke lange gegenwärtig, die Spuren haben sich tief eingeprägt.

GORSE

Stechginster

Ulex europaeus

Very great hopelessness, they have given up belief that more can be done for them. Under persuasion or to please others they may try different treatments, at the same time assuring those around that there is so little hope of relief.

Sehr tiefe Hoffnungslosigkeit; diese Menschen haben den Glauben, dass noch etwas für sie getan werden könnte, verloren. Durch Überredung oder um anderen einen Gefallen zu tun, versuchen sie es vielleicht mit verschiedenen Behandlungen, aber gleichzeitig versichern sie der Umgebung, dass es wenig Hoffnung auf Hilfe gibt.

Die grundsätzliche Zuversicht an ein glückliches Leben und der Glaube an die Fähigkeit, mit widrigen Umständen umgehen zu können, schenkt den Menschen Optimismus. Damit ist nicht gemeint, dass man in überschäumenden Enthusiasmus verfällt. Es geht vielmehr um eine bejahende Einstellung zum Leben, eine gewisse behutsame und ausgewogene Lebensfreude.

Das Gorse-Bild zeigt zusätzlich eine gute Anlage, verzichten zu können, wenn die Dinge eben einmal nicht so laufen, wie es dem eigenen Wohlbefinden förderlich wäre. Auch Lebensprüfungen stellt sich Gorse durchaus, bittere Enttäuschungen kann er hinnehmen, ohne vergrämt zu werden. Er wird sich, dank dieses ihm eigenen Vertrauens, in Bewegung setzen, etwas tun, um seine Lage zu verbessern, aus dieser herauszukommen.

Der negative Gorse-Zustand sieht ein bisschen anders aus. Er stellt sich ein, wenn ein besonders hartes Los den Menschen trifft oder getroffen hat oder dieser in einer Situation ist, die, nach allen Regeln der Logik, keinen Ausweg mehr zeigt. Der Gorse-Mensch neigt zu scharfer Logik.

Er zieht also den Schluss: „Es gibt keine Aussicht auf Verbesserung." Dennoch versucht er, von irgendwo Hilfe zu erhalten. Denn wirklich aufgeben, das kann er nicht. Es wird zu einem Konflikt zwischen seinem Optimismus und der harten Wirklichkeit, die ihm die Hoffnung raubt.

Solche Situationen sind nicht immer so tragisch wie zum Beispiel eine diagnostizierte „unheilbare" Krankheit, ein Freiheitsentzug auf Lebensdauer, der endgültige Verlust eines geliebten Menschen, auch bei anderen dramatischen Ereignissen kann man schon die Zuversicht verlieren, in die negative Phase eintreten: eine unglückliche Ehe, der plötzliche Verlust der Arbeitsstelle, die Börsenkrise, die mich „im Hemd“ zurücklässt, eine aufgezwungene Auswanderung in ein fremdes Land.

Der Fingerzeig, dass der Mensch die Blüte Gorse benötigt, ist immer jener: Er sagt, es gäbe keine Hilfe mehr und er wünsche sich nichts sehnlicher als eine solche!

Je nach Temperament wird der leidgeprüfte Gorse-Anwärter vorwiegend niedergeschlagen sein, sogar verzweifelt, vergrämt, aber auch aufgebracht und eine nicht immer unterdrückte Wut macht sich bemerkbar. Dafür gibt es noch andere Bach-Blüten, die mit Gorse zusammengemischt werden.

Ein dem niedergedrückten Gemütszustand weniger entsprechendes Verhalten, ein beinahe aggressiver und unfreundlicher „Angriff“ anderen gegenüber, die seine Hoffnung auf Hilfe nicht umgehend erfüllen können oder wollen, gehört zum Gorse-Bild: ein herausfordernder Gesichtsausdruck, eine unwillige Geste.

Bald sucht sich Gorse einen Anderen, zieht Erkundigungen ein, wo er endlich den richtigen Beistand finden könnte, und nimmt nicht zur Kenntnis, dass ein „Ausweg“ nicht mit intellektuellen Anstrengungen zu finden ist, manchmal muss man sich dem „Schicksal ergeben“, nachgeben, die Hilfe kommt von oben.

Das Heilmittel GORSE

Es hilft, bei von außen bedingten Schwierigkeiten durchzuhalten, Verzagtheit wird durch einen Hoffnungsschimmer erhellt und auf der Suche nach Hilfe wird der Mensch diese mit Bescheidenheit annehmen. Tatkräftig wird er versuchen, seine Lage zu verbessern, und wenn das nicht möglich ist – ja, dann bleibt eigentlich nur die Philosophie. Oft wendet sich Gorse an orientalische Weltanschauungen, die ihm Trost und Zuversicht schenken. Ein solcher Trost würde auch von Gottfried Wilhelm von Leibniz[3] kommen, der unserer Denkweise etwas näher stünde.

Zugegeben, auf die offene Frage der Theodizee[4] finden wir allerdings auch bei ihm keine schlüssige Antwort.

Bleiben wir einfach bei Dr. Edward Bach:

... Ihr sucht mit den Sinnen und mit den Kräften Eures Gemüts, aber die Antwort kommt aus der Tiefe Eurer Seele zu Euch. Und genauso hat die Schwalbe gelernt, über den Ozean zu fliegen. (Aus: „Philosophische Notizen", aufgeschrieben am 22. April 1933 in Marlow, Buckinghampshire.)

---

[3] „Wir leben in der besten aller möglichen Welten."

[4] „Gerechtigkeit Gottes"

Im Alltag

Greifen Sie zur Hilfe von Gorse, wenn Sie glauben, dass es keinen Ausweg mehr gibt. Dennoch erfüllt Sie ein heftiger Wunsch nach Daseinsfreude, ein Verlangen, das Sie noch mehr deprimiert, da angesichts der derzeitigen Situation, in der Sie leben, kein Lichtblick mehr zu erkennen ist.

Ein Mitmensch befindet sich in einer schwierigen Lage, Sie stehen ihm mit Rat und Tat bei, da dies von ihm selbst erbeten und gewünscht wird. Er hört gerne auf Ihre Hinweise und Belehrungen, führt sie auch eine Zeit lang aus, aber dann lässt er plötzlich alles wieder fallen. Und Sie erfahren, dass er schon einen anderen Ratgeber zu Rate gezogen hat (mit dem sich das Stück wiederholt).

Therapeuten und Mediziner haben es mit einem typischen Gorse-Menschen, der freiwillig und aus eigenem Antrieb, allerdings nach Einholung von Informationen und Hinweisen, vor ihnen sitzt, ziemlich schwer. Er hat einen ganzen Stoß von Befunden und Gutachten auf den Tisch gelegt, verlangt, Sie sollten sich das gefälligst einmal anschauen (der Eindruck eines geworfenen Fehdehandschuhs drängt sich auf), und behauptet, es wäre sowieso nichts mehr zu machen.

Die Frage, warum er dann hier ist, wäre logisch, aber nicht der Sache dienlich.

WALNUT

Walnuss

Juglans regia

For those who have definite ideals and ambitions in life and are fulfilling them, but on rare occasions are tempted to be led away from their own ideas, aims and work by the enthusiasm, convictions or strong opinions of others. The remedy gives constancy and protection from outside influences.

Für jene, die bestimmte Ideale und Ambitionen im Leben haben und diese erfüllen, in seltenen Gelegenheiten jedoch von eigenen Ideen, Zielen und Aufgaben durch die Begeisterung, von starken Meinungen oder festen Überzeugungen der anderen verleitet werden und vom eigenen Weg abkommen. Das Heilmittel verleiht Standhaftigkeit und Schutz vor äußeren Einflüssen.

Treu zu sein ist ein schöner Weg im Umgang mit den Mitmenschen.

Sich selbst treu zu sein und zu bleiben ist nicht immer einfach. Wir werden immer von anderen Menschen beraten, wenn nicht beeinflusst, und Lebenssituationen, die es verlangen, einen neuen Weg einzuschlagen, etwas Neues zu beginnen, stellen uns manchmal vor das Dilemma: Soll ich oder soll ich nicht?

Ein Walnut-Mensch weiß, dass er das soll, er hört aber vorwiegend auf die Hinweise der anderen, denen er mit beinahe bravem Interesse zuhört, vielleicht ein bisschen zu arglos.

Er lässt sich überzeugen und findet sich oft in einer Lage, die er gar nicht wollte, die seinen Wünschen nicht entspricht, und eine gewisse Angst vor weiteren Einflüsterungen macht sich breit.

Diese Angst ist das Problem von Walnut, und sie bewirkt, dass der Mensch in einer Lebenssituation verbleibt, die ihm eigentlich nicht passt, oder die nun zwangsläufig überholt ist. Er weiß, dass sein Ziel so nicht erreicht wird, dass er einen anderen Weg einschlagen muss, ändert aber nichts. Und das nicht, weil er es nicht könnte, er tut es nicht, weil von außen immer wieder gegenteilige Ansichten zu seinem Änderungsplan kommen. Er lässt sich überreden, er unterliegt den „äußeren Einflüssen“. Er hört erst in zweiter Linie und nur manchmal auf seine innere Stimme, er hält sich selbst nicht die Treue.

Einige Momente im Menschenleben sind gekennzeichnet von einer unbedingt geforderten „Zur-Kenntnisnahme“ einer Veränderung der Lebenssituation: Einschulung, Pubertät, Schwangerschaft, Menopause oder die berüchtigte Midlifecrisis, Pensionierung, Alter. Man fürchtet, Althergebrachtes verlassen zu müssen, die neue Situation anzunehmen, einen neuen Weg zu gehen. Und wir werden in diesen Zeiten von uns umgebenden Meinungen beeindruckt.

Anmerkung: Wenn Sie in Anwesenheit von Menschen, zum Beispiel auch bei der Arbeit mit Klienten, Symptome übernehmen, hilft Walnut. Sollten Sie sich aber, im Gegenteil, ausgelaugt fühlen, dann ist CENTAURY ein Schutzmittel.

In diesen Fällen kann man die entsprechende Blüte in einer Wassermischung als Spray verwenden, man sprüht es um sich herum.

Das Heilmittel WALNUT

Wenn der Mensch mit der Hilfe von Walnut einen neuen Lebenspfad einschlägt, tut er das jedenfalls stets mit Rücksichtnahme auf die Wünsche der anderen. Nur wenn er selbst überzeugt ist, dass der Weg keinen Sinn hat, wird er davon absehen. Sollte er aber trotz guter Ratschläge darauf verharren, könnte er als stur bezeichnet, als Egoist verschrien werden, was aber nicht stimmt; er lässt sich nicht beirren, das ist etwas anderes. Einmal ein neues Ziel angesteuert, hilft die Blüte, sich nicht mehr umzudrehen, zurückzuschauen, die Angst vor dem Neuen weicht einer freudigen Zuversicht.

Im Alltag

Jemand steht vor einer schweren Wahl:
Man hat ihm in einer weit entfernten Stadt ein Arbeitsangebot gemacht, das seine jahrelangen diesbezüglichen Träume erfüllt, aber die Familie hat tausend Einwände und der Schluss der Debatte ist: „Wir ziehen nicht um."

Mit der Hilfe von Walnut wird er seinen Weg wählen und gehen, wie immer dieser auch aussehen mag. Liebe Menschen haben zwar ein Wörtchen mitzureden, die Entscheidung aber wird er treffen. Im Übrigen: Man kann sich auch entschließen, auf etwas freiwillig und ohne Nachtrauern zu verzichten!

Akute Walnutprobleme treten bei einer kurzfristigen Änderung des Tagesablaufes, der Wetterverhältnisse auf, auch Probleme beim Jahreszeitenwechsel können mit ein paar Tropfen Walnut erträglicher werden.

Und sollten Sie von einer von Ihnen selbst schon als schlecht erkannten Gewohnheit Abschied nehmen wollen, nehmen Sie Walnut in die Mischung.

ELM
Englische Ulme
Ulmus procera

Those who are doing good work, are following the calling of their life and who hope to do something of importance, and this often for the benefit of humanity. At times there may be periods of depression when they feel that the task they have undertaken is too difficult, and not within the power of a human being.

Für jene, die gute Arbeit leisten, der Berufung ihres Lebens folgen und hoffen, Wichtiges zu verrichten, oft zu Gunsten der Menschheit. Es kann Zeiten von Niedergeschlagenheit geben, wenn sie das Gefühl haben, dass übernommene Aufgaben menschliche Kräfte übersteigen.

Was bedeutet es eigentlich genau, wenn jemand sagt, er sei „total gestresst"?
Er befindet sich momentan vor einer großen Aufgabe, oder vor vielen Pflichten, die sich vor ihm wie ein Berg auftürmen und er muss darüber – oder dadurch, je nachdem.

Energie wird flottgemacht, man stürzt sich in die Aufgabe und vergisst, im negativen Elm-Zustand, innezuhalten, wenn es zu viel wird. Im Elm-Zustand leidet der Mensch unter seiner Überzeugung, dass er das vorgeschriebene Ziel unter allen Umständen erreichen muss, und das kann durchaus eine unumgängliche Anforderung sein, zum Beispiel ein bevorstehender Geburtstermin, eine Prüfung, die Teilnahme an einem Sportwettkampf. Wer kann das aufschieben?

Elm verhält sich aber auch so bei anderen nicht so pressierenden Vorkommnissen, er kann keine Ruhepause einlegen, bis nicht alles geschafft und erledigt ist.

Und plötzlich bricht er zusammen.

Alle plötzlich eintretenden Symptome, die uns „wie ein Blitz aus heiterem Himmel" treffen, totales Black-Out, Ohnmachtsanfälle, Kollaps, haben einen guten Teil des Elmaspekts in sich.

Die Warnsignale sind ihrer viele: Ständige Nervosität, Konzentrationsschwierigkeiten, Schlaflosigkeit, und die Liste der körperlichen Beschwerden geht ins Unendliche.

Und wenn es ganz schlimm wird – dafür haben wir ein modernes Wort gefunden: „Burn-out". Ausgebrannt-Sein.

Das Heilmittel ELM

Es hilft, die oft sich selbst gestellten Leistungsansprüche ein wenig herunterzuschrauben, wenn es die derzeitige Lage erlaubt.

Typische Elm-Menschen haben eine gute Fähigkeit mit Überbelastung umzugehen, ja, vielleicht brauchen sie sogar täglich ein Quäntchen Stress, als Brennstoff sozusagen, weil sie von Höchstleistungen angezogen sind, sich nicht unbedingt immer schonen wollen, sich in Führungspositionen gefallen und oft dort zu finden sind.

Es geht hier darum, im richtigen Augenblick aufzuhören, auf Warnsignale zu hören und sich einzubremsen, bevor es zu spät ist.

Im Alltag

Sie müssen die Arbeit eines erkrankten Arbeitskollegen zusätzlich übernehmen und arbeiten seit Tagen 10 Stunden in der Firma, Ihr Sohn liegt im Krankenhaus mit einer akuten Blinddarmentzündung und nun ist unerwarteter lieber Besuch von weit her gekommen, ausgerechnet jetzt, wo das Badezimmer renoviert wird und Installateur, Fliesenleger, Maurer und Maler endlich zur Verfügung stehen?

Klar, Sie werden tun, was Sie können. Ein paar Tropfen Elm helfen Ihnen, nicht zusammenzuklappen – und den Besuch vorläufig in ein Hotel einzuquartieren.

Überlegen wir uns doch einmal die heutige Situation: Frauen müssen „ihren Mann stehen", Männer sollten nicht nur weiterhin vollkommene Kavaliere, zuverlässige Weggefährten und wackere Beschützer sein, sondern auch perfekte „Hausfrauen und Mütter" werden?

Und die Kinder? Nach der Schule werden sie angehalten, diverse Sportarten, zumindest ein Musikinstrument und Fremdsprachen zu erlernen, und dann, nachdem sie mit der überforderten Mutter noch schnell im Einkaufszentrum waren, die Hausaufgaben erledigen? Elm wird auch oft bei unseren Kleinen benötigt.

ASPEN

Espe oder Zitterpappel

Populus tremula

Vague unknown fears, for which there can give no explanation, no reason. Yet the patient may be terrified of something terrible going to happen, he knows not what. These vague unexplainable fears may haunt by night or day. Sufferers are often afraid to tell their trouble to others.

Vage, undefinierbare Ängste, für die es keine Erklärung, keinen Grund gibt. Der Mensch ist angsterfüllt, es könnte etwas Schreckliches passieren, er weiß aber nicht was. Diese nicht erklärbaren Ängste können ihn bei Tag und bei Nacht heimsuchen. Der Leidende fürchtet sich oft, anderen diese Schwierigkeiten mitzuteilen.

Wir sind unzweifelhaft nicht nur von der konkreten Umwelt beeinflusst, sondern auch von Wahrnehmungen, die einen anderen Ursprung haben. Oft bezeichnet man Menschen, die dies sehr deutlich fühlen, als überaus sensibel, quasi sensitiv.

Bei Aspen wird diese allen Menschen gegebene Fähigkeit zu einer Hypersensibilität. Oft melden sich diese Sinneseindrücke als Vorahnung, mit Angst verbunden.

Die Furcht, der man keinen Namen, keinen greifbaren Sinn geben kann, ist das Thema von einem Aspen-Problem, nicht die erhöhte Empfindlichkeit diesen Einflüssen gegenüber.

Im negativen Zustand von Aspen versucht der Mensch, diese unheimlichen Empfindungen, die ihn meistens unversehens und unvorhersehbar überfallen, auf die reale Welt zu übertragen. Er will sie irgendwie „beim Namen nennen", und da das schwer geht und er auch eigentlich nicht genau weiß, worum es geht, wird seine Furcht immer größer und er beginnt sich dagegen zu wehren. Wie? Meistens durch einen „Angriff", der ebenso irrational ist.

„Warum schaust Du mich so an!", wird ein harmloser Mitmensch angefahren. Aspen fühlt sich bedroht. Je mehr er diese Beunruhigung zu unterdrücken versucht, desto stärker wird sie. Er beginnt, sich ohne offensichtlichen Grund vor einem Überfall, einem Unglück, einer bevorstehenden Katastrophe zu fürchten.

Und diese Bedrohungen könnten ja auch andere betreffen! Also machen wir sie darauf aufmerksam! Der Schritt zur Hilfe von Talismanen, Glücksbringern, unheilverhütenden Zauberformeln und Praktiken zur Geisterbeschwörung ist klein.

Jeder Handlung oder Reaktion, die keiner Logik folgt, liegt vermutlich auch eine Aspen-Angst zugrunde.

In diesem Sinne sollte man auch die oft nicht erklärbaren Angstreaktionen bei Kleinkindern betrachten, denn bis zu einem gewissen Alter bewahren sie ihre besonders ausgeprägte Sensibilität diesen Einflüssen gegenüber.

Anmerkung: Ein akuter Zustand von Aspen kann auch unter Drogen- und Alkoholeinfluss, bei Vergiftungen entstehen.

Das Heilmittel ASPEN

Die Blüte hilft, solchen Menschen, die den sogenannten „sechsten Sinn" besonders entwickelt haben, trotz der starken Eindrücke, die dieser auf sie macht, den ihnen zustehenden Raum zu geben. Der Mensch wird auf die ankommenden Signale hören, die sich auch durch Träume, durch wundersame Ereignisse offenbaren, ihnen nicht ausweichen. Vielmehr bewegt er sich in solchen Momenten ähnlich einem Traumwandler, sicher, vertrauensvoll und ohne Angst durch das tägliche Leben.

Im Alltag

Haben Sie plötzlich Vorahnungen, die Sie sich nicht erklären können, auch in Form von Träumen?

Aspen nimmt Ihnen die Angst davor.

Kennen Sie Menschen, die Ihnen irgendein Wundermittel gegen Gespenster, Unglück oder Katastrophen aufdringlich, vielleicht sogar aggressiv zudringlich einreden wollen?

Wenn es sich dabei nicht einfach um gute Geschäftemacher handelt, sollten Sie bedenken: Vielleicht haben Sie es mit einem Aspen-Menschen zu tun, der wirklich Angst hat – intuitiv auch um Sie, und er möchte Ihnen eine Furcht nehmen, die Sie vielleicht gar nicht haben?

Seien Sie diplomatisch, bei strikter Weigerung könnte er auch angriffslustig werden.

LARCH

Lärche

Larix deciduas

For those who do not consider themselves as good or capable as those around them, who expect failure, who feel that they will never be a success, and so do not venture or make a strong enough attempt to succeed.

Für jene, die sich nicht für so gut oder ebenso fähig wie Menschen ihrer Umgebung halten, die Fehlschläge erwarten, die glauben, sie würden niemals erfolgreich sein und deshalb nichts beziehungsweise keinen genügend starken Versuch wagen, damit sich Erfolg einstellt.

Selbstbewusst auftreten bedeutet nicht, dass man sein „Ego" der Umwelt hemmungslos zum Besten gibt oder den anderen Menschen nicht die verdiente Beachtung zollt, und Bescheidenheit besagt keinesfalls, dass man sein Licht andauernd unter einen Scheffel stellen soll.

Diese beiden Extreme zu vereinen, einen Mittelweg zu finden, ist das Grundproblem von Larch.

Menschen mit dieser Temperamentsanlage sind von Natur aus im Umgang mit anderen eher schüchtern, neigen dazu, auf ihre Anrechte zu verzichten, denn sie finden, dass andere besser, klüger, wichtiger sind.

Dabei spielt eine gute Fähigkeit zur Selbstkritik mit. Sie bleiben oft in einer defensiven Haltung. Anstatt ihre guten Karten auszuspielen, bringen sie sich um eine wichtige konkrete Erfahrung: „Schau einmal, ich kann auch etwas, ich bin nicht so dumm, ungeschickt."

In Gegenwart von einer „dominanten" Persönlichkeit haben sie meistens den Eindruck, dass sie selbst nicht viel wert sind und neigen zur Verehrung derselben.

Dieser Hang zu Huldigung hat aber einen doppelten Boden; wenn wir statt Verehrung „Ehrfurcht" einsetzen, kommen wir den Dingen näher. Larch fürchtet sich ein bisschen vor der, in seinen Augen, „Respektsperson". Bei anderen, die er beherrschen kann, tut er es aber überhaupt nicht.

An dieser Stelle möchte ich das Larch-Problem auch von der anderen Seite betrachten.

Grundlegend fehlt ein gesundes Urteil bezüglich der eigenen Fähigkeiten und der eigenen Wichtigkeit. Interessanterweise brauchen auch besonders herrische Menschen manchmal eine Hilfe mit Larch, und zwar dann, wenn ein vorgeführtes gebieterisches und selbstherrliches Gebaren eine tiefe Unsicherheit verdeckt oder verdecken soll. Ein „Schaf im Wolfspelz", so könnte man die bekannte Redensart umdrehen.

Ohne jedoch sich nun in psychologische Spitzfindigkeiten zu verlieren, beachten Sie bitte eine wichtige Grundregel: Larch, als Basisblüte nach Dietmar Krämer, unterstützt und wirkt auf alle anderen Blütenbilder ein, und man muss, besonders bei Erwachsenen, zuerst mit anderen Blüten arbeiten, bevor Larch in die Mischung gegeben wird.

Also kommt diese Archetype bei chronischen Problemen erst zur Anwendung, wenn man mit den Mitteln zum Ausgleichen von „Unsicherheit" schon gearbeitet hat. Bei akuten Zuständen kann natürlich auch Larch eingenommen werden, für kurze Zeit.

Das Heilmittel LARCH

Mit Hilfe von Larch stelle ich mich der Welt so, wie ich bin, versuche nicht mehr zu erscheinen, aber auch nicht nur ein bisschen weniger. Eigene Fähigkeiten und Talente werden, den Umständen entsprechend, mit passender Bescheidenheit zur Verfügung gestellt, und wenn mir manchmal ein Ausrutscher passiert, wenn ich einen Fehler mache, mich tollpatschig anstelle oder ohne Grund rot werde? Na ja, das kann doch jedem einmal passieren!

Im Alltag

Was sind nun die akuten Probleme?

Einige Beispiele, bei denen Larch, auch einige Tage vorher, zur Vorbeugung hilft:

Prüfung: Der Kandidat ist bestens vorbereitet, vor der Kommission bringt er, aus Erfahrung, kein Wort heraus. Und zwar deshalb, weil er einen „solchen Eindruck" wegen der anwesenden Professoren hat!

Ein zu haltendes Referat, das Argument ist die Stärke des Vortragenden. Der Saal ist voll! In der ersten Reihe sitzt ein Fachmann des zu behandelnden Themas. Man hat das schon erlebt, fühlt sich der Sache plötzlich nicht gewachsen, beginnt zu stottern, verliert den Faden.

Ein Verliebter, der meint, seiner neuen Bekanntschaft nicht genüge tun zu können und unentwegt fürchtet, einen „schlechten Eindruck" zu machen (was deshalb dann auch meistens vorkommt).

Wenn Sie mit einem typischen Larch-Menschen zu tun haben, werden Sie sicher seine Bescheidenheit und vorsichtige Zurückhaltung schätzen, auch weil er Sie, der Sie in einer Führungsposition stehen, grenzenlos bewundert.

Nehmen Sie es nicht immer für bare Münze, und vor allem: Beleidigen Sie ihn nicht und wenden Sie bei Kritik Takt an! Er kann unversehens ganz schön offensiv werden, aber das meistens nur, wenn gerade der „große Chef“ nicht da ist oder wenn er sich, z. B. durch Gesetzeshüter, total abgesichert fühlt.

RESCUE REMEDY

Notfalltropfen

Es ist bekannt, dass Dr. Edward Bach diese Formel für Notfälle gedacht hat, um bei Schockerlebnissen, Verletzungen, plötzlich auftretenden Schmerzen, schlechten Nachrichten sofort eingreifen zu können.

Zusammensetzung

STAR OF BETHLEHEM
ROCK ROSE
IMPATIENS
CHERRY PLUM
CLEMATIS

Auch bei Unfällen kann mit dem Einsatz von Rescue Remedy erste Hilfe geleistet werden, besonders wenn es auf jede Minute ankommt.

WICHTIGER HINWEIS BEI UNFÄLLEN!
Die Ambulanz und/oder der Arzt muss unverzüglich verständigt werden.
Jede vorgesehene „Erste Hilfe"-Leistung sofort sachgerecht ausführen.
Hat der Helfer keine diesbezügliche Ausbildung, den Verletzten nicht bewegen.
Wenn der Verunglückte besinnungslos ist, darf man nichts einflößen.
Man kann mit den Tropfen die Schläfen, die Handgelenke, die Lippen anfeuchten, einige Tropfen hinter den Ohren auftragen.
Offene Wunden nicht berühren!
Rescue Remedy ist auch als fertige Creme erhältlich.

Der Zustand, der Notfalltropfen erfordert, könnte in wenigen Worten so beschrieben werden:

Der Mensch befindet sich in einem Ausnahmezustand, er ist „außer sich", und der Einsatz der Tropfen hilft, damit er wieder „zu sich kommt".

Er ist tatsächlich in Lebensgefahr oder er fühlt sich so, als wenn er es wäre!

Das kann ohne Weiteres auch passieren, wenn wir in ein paar Tagen etwas auf uns zukommen sehen, das uns in diese Gemütslage versetzen könnte.

Man kann also Rescue Remedy auch zur einer derartigen „Vorbeugung" einnehmen. Ein paar Tage lang!

Damit wäre eigentlich alles gesagt.

Nicht ganz. Denn man hört und liest immer wieder von Fällen, wo diese wunderbare Hilfe, und das ist sie wirklich, schlankweg als Allheilmittel eingesetzt wird, sozusagen ein praktisches Arkanum. Mehrfach wird diese Wunderwirkung von den Notfalltropfen auch begeistert bestätigt.

Das entspricht nicht der Absicht und Lehre von Dr. Edward Bach, hier drängt sich auch die Frage auf: Warum sollen wir 38 Blütenbilder studieren, wenn mit einem Fläschchen Rescue Remedy sowieso schon alles gelöst wäre?

Zweitens hat die Erfahrung gezeigt, dass Menschen, die über einen langen Zeitraum Rescue Remedy konsumieren, unbegreifliche negative Gemütszustände erleiden, die oft in die Richtung von Niedergeschlagenheit gehen, was bis zu einer echten Depression führen kann.

Die Antwort auf dieses Rätsel liegt durch die Arbeit von Dietmar Krämer schlüssig vor uns.

Anhand der Schienen und dem zweiten und wichtigen Teil der Technik, „von außen nach innen vorgehen", haben wir die Erklärung (bei Anwendung tiefer liegender Blüten könnte sich das, was „darüber liegt" bemerkbar machen, auch verschlimmern).

Das näher zu erläutern, würde den Rahmen dieses Buches sprengen. Daher möchte ich Sie auf die Lektüre der Bücher von Dietmar Krämer hinweisen, wo dies ganz klar beschrieben wird.

Machen Sie inzwischen etwas ganz Einfaches – nehmen Sie Rescue Remedy höchstens für ein paar Tage ein, und nur wenn sie es wirklich brauchen.

Wir sind normalerweise **nicht** im Notfallzustand, wenn plötzlich die Batterie des Mobiltelefons oder Tablets den Geist aufgibt, das Gepäck am Flughafen nicht aufzutreiben ist, wenn uns ein Wolkenbruch im neuen, teuren Seidensommerkleid überrascht und es völlig durchnässt, unser sonst guter Schüler ein Nicht-Genügend heimbringt oder wenn sich der/die Geliebte ein paar Tage nicht meldet.

Oder doch?

Hatten Sie beim Lesen den Eindruck, dass Sie alle 38 Blüten brauchen?

Das ist völlig verständlich, denn es sind „emotionelle Archetypen“. Genauer ausgedrückt: Es geht um Emotionen, die bei fühlenden Wesen jederzeit vorhanden sind. Es geht darum, diejenigen Gefühlszustände, die uns Leid verschaffen, zu erkennen und mit Hilfe der betreffenden Blütenmittel eine neue Sicht ihnen gegenüber einzunehmen.

Vielleicht haben Sie bei einigen Beschreibungen auch sofort Angehörige, Bekannte erkannt, Sie hatten den Eindruck: „Genau! Das ist er/sie!“

Leid ist subjektiv. Was als Leid empfunden wird, hängt vom Individuum ab, also von eigenen Erfahrungen, die Einstellung dazu, und die Fähigkeit, damit umgehen zu können.

Um nicht in die Falle zu gehen: „Ich weiß, was Du brauchst, ich weiß, wie Du sein solltest“ – damit er/sie endlich unseren Vorstellungen und Wünschen entspricht? – sollten wir uns bei nahe stehenden Menschen auf deren akute Zustände beschränken und stets von diesen erfahren, was ihnen Probleme bereitet.

Eine Aufarbeitung von chronischen Störungen ist besser in die Hand eines Experten zu legen, und zwar einer, der den Betreffenden nicht kennt. Auch hier wird durch ein Gespräch herausgefunden, was der Hilfesuchende selbst ändern will.

Eine Selbstbehandlung wird aus diesem Grund hauptsächlich dann angewandt, wenn es sich um akute Störungen handelt.

Eine Bearbeitung von chronischen Problemen wird durch die Technik von Dietmar Krämer (Quellennachweis 2) ermöglicht, eine Technik, seit Jahrzehnten erfolgreich angewendet, die jeder erlernen kann.

... Wir dürfen die Wünsche und Sehnsüchte unseres wahren Selbst ... nicht mit jenen Wünschen und Sehnsüchten verwechseln, die andere uns eingepflanzt haben.

... Wir können uns leicht aus der Beherrschung durch andere lösen, erstens indem wir ihnen völlige Freiheit zugestehen und zweitens indem wir ihnen sehr vorsichtig und liebevoll zu verstehen geben, dass wir uns nicht unterdrücken lassen. Weder Gewalt noch Groll noch Hass oder Unfreundlichkeit sind nötig.

Dr. Edward Bach: Heal Thyself (Quellennachweis 1)

Theorie, Technik und Praxis

Theorie

Die 38 Blütenbilder und die dazugehörenden negativen Emotionen.

Mit dem Argument vertraut werden, was erlaubt, Auskunft über ein verlorenes Gleichgewicht zu erhalten und dieses wieder ins rechte Lot zu bringen.

Technik

Auswahl der Blüten und Vorgehensweise nach Dietmar Krämer. (Quellennachweis 2)

Die Technik von Dietmar Krämer hilft bei der Auswahl der Blüten, eine Auswahl, die besonders bei chronischen Problemen angezeigt ist. Eine weitere, sehr bedeutende Diagnose kann man über die von Dietmar Krämer entdeckten Hautzonen (Quellennachweis 3) stellen, ein wichtiges Instrument, um sofort, durch Auflegen der Blüten auf dem Körper, Erleichterung zu verschaffen.

Praxis

In die Tat umsetzen, Erfahrungen sammeln, diese austauschen, zur Verfügung stellen.

Wenn Sie nun die Bach-Blütenbilder studiert haben und sich auskennen, dann probieren Sie es aus, denn „grau ist alle Theorie”. Sie werden bei der praktischen Anwendung noch sehr viel dazulernen.

Auf den nächsten Seiten finden Sie eine Geschichte, in der alle 38 Blütenbilder verpackt sind.

Nachdem Sie die ganze Geschichte gelesen haben, versuchen Sie, den Personen jeweils eine der Blüten zuzuordnen.

Einige erkennen Sie vielleicht sofort, bei anderen ist es nicht so einfach oder es könnten sogar Zweifel auftreten.

Eine einzige Archetype bei einem Menschen zu beschreiben ist beinahe unmöglich. Aber der Versuch lohnt sich, hilft beim Lernen und man wird sich besser erinnern.

Die Wanderer

Ein Ausflug, und was alles so vorkommen kann

Eine Gruppe von Freunden, die eine Wanderung unternommen hat, verirrt sich in einem riesigen Wald, und es wird langsam Abend. Sie müssen leider nach längerem Hin und Her feststellen, dass sie höchstwahrscheinlich die Nacht im Freien verbringen werden.

Isolde ________________(1) reagiert sofort und schreit, dass sie das auf keinen Fall will, zittert und ist nahe dran, durchzudrehen.

Waldemar ________________(2) ist wie gelähmt.

Clemens ________________(3) fürchtet sich auch sehr, bei jedem Geräusch fährt er zusammen, hat Angst, verhungern oder erfrieren zu müssen, Räubern in die Hände zu fallen, und hinter jedem Strauch vermutet er irgendein gefährliches Tier. Er reißt sich aber sehr zusammen und möchte nicht, dass die anderen seine Angst sehen.

Agathe ________________(4) ängstigt sich vor Geistern und Dämonen, dreht sich dauernd um, weil sie das Gefühl hat, dass ihr jemand auf den Fersen ist, und denkt daran, dass sie vorige Nacht geträumt hat, in einem riesigen Wald allein gelassen zu werden.

Dagobert ________________(5) zündet sich zunächst einmal eine Zigarette an, erzählt ein paar Witze, um die Leute aufzuheitern: Meint, dass das alles nicht so schlimm sei, und man könnte ja ein Liedchen singen oder vielleicht inzwischen den restlichen Schnaps trinken.

Bruno ________________(6), der den Ausflug organisiert hatte, hat die feste Absicht, jetzt einmal zu zeigen, was in ihm steckt, und macht sofort einen Plan: Holz für ein Feuer sammeln, alle Lebensmittel und die warmen Kleidungsstücke auf einen Haufen legen, damit diese dann an jeden gerecht verteilt werden können. Findet das Benehmen von Dagobert absolut unpassend und verbietet ihm aus Sicherheitsgründen das Rauchen.

Melchior ________________(7) übernimmt sofort persönlich die schwereren Arbeiten, schleppt Holz, kümmert sich um den aus ihrer kurzen Ohnmacht erwachenden Isolde sowie um die weinenden Kinder, weil's ja sonst keiner tut.

Dietrich ___________________(8) teilt in kurzen Worten jedem seine Aufgabe zu und will, dass alles ohne viel Herumzufragen getan wird, was eine sofortige Reaktion von

Irmgard ___________________(9) hervorruft, die erst so tut, als höre sie nichts, und dann sagt, sie lasse sich nicht herumkommandieren, und außerdem suche sie schon die ganze Zeit ihren Rucksack, den sie anscheinend irgendwohin gestellt hat, aber jetzt wisse sie nicht mehr genau wohin, und das passiere ihr öfters, dass sie ihre Sachen nicht findet.

Adelaide ___________________(10) steht im Hintergrund mit einem Arm voll Holz und traut sich nicht zu fragen, was sie jetzt damit tun soll. Sie bewundert Bruno, der alles so gut kann. Leider wird sie von Dietrich angeschnauzt, sie soll doch hier nicht so herumstehen; sie lässt das Holz fallen, und von da an stottert sie.

Ruprecht ___________________(11) rennt ziellos herum, hilft hier ein bisschen, da ein wenig, findet aber alles sofort langweilig und unsinnig und meint, dass das sowieso zu nichts führt.

Wilhelmine ____________________(12) geht von einem zum anderen und fragt, wie es denn jetzt weitergehen soll, ob jemand den Weg kenne. Das Beste wäre, jemanden zu suchen, den man fragen könnte. Und ob nicht doch vielleicht einer eine Karte dabei hätte, in der man nachschauen könne, wie man aus dem Wald herauskomme.

Etwas weiter weg, an einer Weggabelung sitzt

Romeo ____________________(13). Er hat die Karte im Kopf, und überlegt: „Links geht's zum Fluss, da ist zwar eine Brücke, aber dahinter ist noch ein riesiges Stück Wald, dann kommt man zu einer Hütte, das wäre eine Lösung, aber wenn die geschlossen ist, stehen wir wieder in der Kälte. Rechts geht's steil bergab, unten ist vielleicht ein Weg, aber wenn der für den Verkehr gesperrt ist, dann sind es 10 km bis zur nächsten Ansiedlung, da wäre es doch besser, über die Brücke zur Hütte zu gehen. Oder ist es besser, doch hinunterzugehen ...?", und sitzt und denkt.

Inzwischen haben Bruno und Dietrich beschlossen, doch weiterzugehen, da der Platz für ein Lagerfeuer nicht geeignet ist, und außerdem hat Agathe behauptet, dass es hier nicht geheuer sei.

Die Gruppe setzt sich in Bewegung.

Lothar ____________________(14) schleppt drei Rucksäcke, weil einige Leute schon sehr müde sind und hört sich die Geschichte von

Olga ____________________(15) an, die ausführlich erzählt, wie ihre beste Freundin auch einmal in einer solchen Lage war und was da alles passierte. Als ihr Lothar seinen Pullover geben will, weil sie sich über die schreckliche Kälte beklagt, lehnt sie den ab mit der Bemerkung, dass ihr der Pullover viel zu groß sei und sie damit wie eine Vogelscheuche aussehen würde.

Mariagrazia ____________________(16) ist sehr besorgt, vor allem wegen ihres Mannes, der doch morgen arbeiten muss, der Arme, und wie soll er denn rechtzeitig zu der wichtigen Besprechung kommen, wo seine Gehaltserhöhung diskutiert werden soll. Sie wacht auch mit Argusaugen über ihre 15-jährige Tochter, mit der Dagobert offensichtlich anbandeln will, und die in den letzten 10 Minuten mindestens fünfmal gehustet hat. Als ihre Tochter sich weigert, den mitgenommenen Hustensaft zu nehmen, bricht sie in

Tränen aus und sagt: „Das ist der Dank dafür, dass ich daran gedacht und ihn mitgeschleppt habe." Zu allem Überfluss merkt sie, dass ihr Mann den Hustensaft auch nicht für so wichtig hält, ist tief gekränkt und droht, einen ihrer Herzanfälle zu bekommen.

Mara ________________(17) hat sich eine Flasche Wein organisiert, trinkt sie etwas abseits aus und fragt sich, warum gerade sie immer mit den falschen Leuten Ausflüge unternimmt.

Ludmilla ________________(18) erzählt jetzt auch Witze, schlüpfrige, teilt Melchior mit, dass das Holz, das dieser mitgenommen hat, viel zu nass sei, um damit Feuer zu machen, sagt zu Mara dass sie eine verdammte Säuferin sei, fordert Wilhelmine auf, die blöde Fragerei einzustellen, und Olga, um Himmels Willen, doch endlich den Mund zu halten! Dann geht sie zu Dietrich und sagt ihm, dass Irmgard prinzipiell keiner Anordnung nachkommt und tut, was sie will. Es kommt zusätzlich zu einer heftigen Auseinandersetzung mit Bruno weil dieser, wie sie feststellt, den Ausflug so idiotisch geplant habe.

Engelbert ________________(19), der gerade daneben hergeht und das hört, hat das Gefühl, dass er auch irgendwie gemeint ist, und entschuldigt sich.

Valentin ___________________(20) hat nur eines im Sinn: Er muss unbedingt ein Telefon auftreiben und zu Hause anrufen, um zu sehen, ob seine Schwester wohl gut aus dem Urlaub zurück ist.

Esther ___________________(21) geht mit triumphierendem Gesichtsausdruck herum und erzählt jedem, dass sie es schon in der Früh gewusst habe, dass es so kommen würde. „Na bitte, jetzt haben wir den Salat, das konnte ja nicht gut gehen!"

Dorothea ___________________(22) hat sich auf einen Stein gesetzt und geht nur unter gutem Zureden weiter, während das ganze Zureden bei

Berthold ___________________(23) wenig Sinn hat, er schläft, an einen Baum gelehnt.

Achilles ___________________(24) rennt die Gruppe auf und ab, treibt zur Eile an, und besonders

Ursula ___________________(25) bringt ihn auf die Palme. Die geht nämlich fünf Meter hinter der Gruppe her, es scheint, als habe sie noch gar nicht so richtig mitbekommen, in welcher Lage sich die Gruppe befindet. Irgendwie findet sie das alles fast romantisch und denkt gerade daran, wie schön es wäre, wenn jetzt auf einmal, hoch zu Ross, ein Prinz auftauchte und sie in sein Schloss mitnähme. Auf die Vorhaltungen von Achilles, dass sie, wenn sie jetzt nicht schneller gehe, den Anschluss an die Gruppe verliere, lächelt sie freundlich und meint: „Wär' ja auch nicht so schlimm", und denkt an den Prinzen.

Edgar ____________________(26) wollte eigentlich an dem Ausflug überhaupt nicht teilnehmen, wäre lieber im Bett geblieben, sich ausschlafen, da er aber von seiner Frau Mariagrazia davon überzeugt worden war, dass so eine Wanderung gut für ihn sei, ist er mitgegangen. Seine anfängliche Müdigkeit ist wie verflogen, er ist zwar nicht gerade begeistert, führt aber die ihm aufgetragenen Aufgaben zuverlässig und sehr genau aus.

Christof ____________________(27) beißt an seinen Fingernägeln und kann sich nur mit größter Mühe zurückhalten,

Jonathan ____________________(28), der seit längerer Zeit neben ihm geht und immer das gleiche Thema summt, den Kragen umzudrehen.

Arthur ________________(29) ist fest entschlossen, auf keinen Fall Wurstbrote zu essen, sollte er noch so großen Hunger haben, weil er doch Vegetarier ist, und

Bernhard ________________(30) wäscht sich die Hände, die er sich schon den ganzen Tag nicht hat waschen können, und zwar mit Mineralwasser aus der Flasche, was ihm ein paar ordentliche Ohrfeigen von Ludmilla einträgt, die jetzt nichts mehr zu trinken hat.

Elektra ________________(31) und

Thekla ________________(32) gehen still nebeneinander.
Elektra heult und nimmt keinen Zuspruch und keinen Bissen Essen an, Thekla versucht, sich nichts anmerken zu lassen, ist verzweifelt und vollkommen überzeugt, dass niemand mehr helfen kann.

Wanda ________________(33) hat auch die Hoffnung aufgegeben, jemals wieder in einem weichen Bett schlafen zu können, erwartet sich aber doch im Geheimen, dass vielleicht jemand einen Ausweg findet.

Hildebrand ________________(34) hat instinktiv das Gefühl, dass sie in die falsche Richtung gehen, sagt es auch dem Leiter der Gruppe, der ihm das aber sofort ausredet.

Plötzlich fällt Theodor ____________________(35) in Ohnmacht, und

Saskia ____________________(36) beginnt zu schluchzen, sie will heim.

Waltrud ____________________(37) schreit herum, sie hätte jetzt genug von dem ganzen Blödsinn, und es soll ihr ja keiner mehr kommen und gute Ratschläge geben, es wären sowieso nur lauter Idioten hier versammelt.

Ein bisschen abseits von dem ganzen Trubel geht

Sofie ____________________(38) und denkt: „Diese Leute! Unmöglich! Ich kenne den Weg und weiß, wie man da herauskommt, aber es fragt mich ja keiner."

Schlüssel „Die Wanderer“

Isolde ROCK ROSE (1)
Waldemar STAR OF BETHLEHEM (2)
Clemens MIMULUS (3)
Agathe ASPEN (4)
Dagobert AGRIMONY (5)
Bruno VERVAIN (6)
Melchior OAK (7)
Dietrich VINE (8)
Irmgard CHESTNUT BUD (9)
Adelaide LARCH (10)
Ruprecht WILD OAT (11)
Wilhelmine CERATO (12)
Romeo SCLERANTUS (13).
Lothar CENTAURY (14)
Olga HEATHER (15)
Mariagrazia CHICORY (16)
Mara WILLOW (17)
Ludmilla BEECH (18)
Engelbert PINE (19)
Valentin RED CHESTNUT (20)
Esther GENTIAN (21)
Dorothea WILD ROSE (22)
Berthold OLIVE (23)
Achilles IMPATIENS (24)

Ursula CLEMATIS (25)
Edgar HORNBEAM (26)
Christof CHERRY PLUM (27)
Jonathan WHITE CHESTNUT (28)
Arthur ROCK WATER (29)
Bernhard CRAB APPLE (30)
Elektra MUSTARD (31)
Thekla SWEET CHESTNUT (32)
Wanda GORSE (33)
Hildebrand WALNUT (34)
Theodor ELM (35)
Saskia HONEYSUCKLE (36)
Waltrud HOLLY (37)
Sofie WATER VIOLET (38)

Literaturverzeichnis

Die englischen Texte der Blütenbeschreibungen zu Beginn jedes Kapitels: (Quellennachweis 4)

1) Dr. Edward Bach: Die nachgelassenen Originalschriften. Herausgegeben von Judy Howard und John Ramsell, Kuratoren des Dr. Edward Bach Centre, Mont Vernon, England. Aus dem Englischen von Christian Quatmann. Deutschsprachige Ausgabe: Heinrich Hugendubel Verlag, München 1991.

2) Dietmar Krämer: Neue Therapien mit Bach-Blüten Band 1, Ansata Verlag, München.

3) Dietmar Krämer/Helmut Wild: Neue Therapien mit ätherischen Ölen und Edelsteinen in Verbindung mit den Bach-Blüten-Hautzonen Band 2. Isotrop Verlag, Bad Camberg.

4) Dr. Edward Bach: Gesammelte Werke. Aquamarin-Verlag, Grafing 1989.

WiSa